Medical Fee

2024-25

初級者のための

診療報酬
完全マスター
ドリル

重要ポイント全300問

drill

内芝修子 著　Shuko Uchishiba

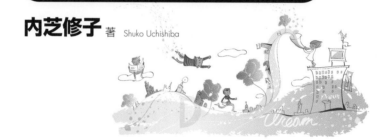

医学通信社

まえがき

　私がコンピューター業界からレセコン業界に転職したのは約40年前。当時はまだ電卓が一般的ではない時代でしたから，多くの医療機関に，そろばんで窓口会計をする事務の方もいらして，コンピュータに対し拒否反応をする方も多く，「私たちの仕事はなくなるのですか？」とよく聞かれました。導入先でモニターやプリンターを指し示すと「プリンターって何ですか？」「モニターって何？」と尋ねられ，専門用語を使用してはいけないと悟り，わかりやすい日本語に置き換えて説明したものです。あれから時代は大きく変化して，今やレセコンや電子カルテは多くの医療機関において「無くてはならないもの」の一つになりました。

　近年，「コンピューターの操作ができれば，診療報酬の基礎を知らなくてもよい」と考える医療機関が増えました。けれど，やはり，入力をするのは「人」で，最終のレセプト確認をするのも「人」です。使う人の"診療報酬等に関する知識"と"チェックする目"が必要で，手書きレセプトを習うことには意味があります。レセプトの点検作業をしていると，診療報酬算定の基礎（ルール）を学ばずに作成されたレセプトであることがわかります。

　また，私自身，患者として受診する立場になり，会計時に間違った請求をされたこともあります。事務の人が診療報酬の基礎を知っていればあり得ない入力ミスでした。事務作業者にとっては小さなミスが，レセプトの返戻や減点になる場合があることを考えると，やはり診療報酬の基礎を学ぶことの大切さを実感します。

　診療報酬の仕組みは複雑なところもありますが，他の勉強や習い事と同じで，こつこつと時間を重ねていくことで理解し，できるようになっていきます。

　本書は，医療事務初級者向けの単元別ドリル式問題集です。点数表やお手持ちのテキストに書かれていることをバラバラのピースを集める感覚で取り組んでみてください。ページ数等の関係もあり，すべてを網羅することはできず，ご不満もあるかと思いますが，数ある問題集のなかの一冊として，あるいは授業や講座で習ったことの復習用としてご活用いただければ幸いです。

　医療機関は，怪我や病気にかかった人が受診するところです。認定試験などでどんなに良い成績を取っても，実際に働いてみると，レセプトだけではなく，人への対応など，机上の学習と実務との違いを痛感することでしょう。それでも基礎があるとないとでは大きな違いがあります。困難もあると思いますが，いつの日か"窓口の顔"になれるよう，笑顔と熱意を大切にして，がんばってください。

2024年4月

内 芝 修 子

問 題

解答・解説

問　題

※設問の診療日にかかわらず，
2024 年 6 月現在の法律・点
数に準じて解答して下さい。

1 初診料

「医科診療報酬点数表」の『初診料』とは，文字どおり "初めて診るときの料金" のことです。

　この「初めての診療」にかかる算定が，診療報酬算定の最初の一歩になりますので，本書でもこの「初診料」からスタートしましょう。

初診

初診料の算定

　初診料（A000）には，同日他科初診の場合を除き診療継続中の場合には新たな傷病であっても算定できない，全傷病が治癒した場合，次の来院時には算定できる——などの決まりごとがあります。加算も多いので，加算できる点数があることを診療報酬点数表からしっかり捉えましょう。

[初診料] A000「注1〜5」＋ 各加算（「注6」〜「注16」）

💡ヒント　機能強化加算は届出が必要です（許可病床数が200床未満の病院又は診療所に限る）（注10）

算定にあたっては，以下の手順で考えるとよいでしょう。

手順① 初診か再診かを確認する。

手順② 同日他科初診か否かの確認をする。（注5）

💡ヒント　2つ目の診療科での同日他科初診料には他の加算は併せて算定できません。

手順③ 受診者の年齢を確認する。（注6）

手順④ 受診日時，標榜，届出を確認する。（時間外・深夜・休日に注意）（注7）（注9）〜（注16）

手順⑤ 6歳未満の場合，小児科特例を算定する医療機関か確認する。（注8）

ワンポイント・アドバイス

　診療報酬算定は，点数表なしでは出来ません。

　点数表には「告示」のほかにも，「通知」や「事務連絡」などがあり，算定に大切なことが書かれています。これは初診料だけではなく，これから習うすべての章に当てはまります。細かい部分もおろそかにせず読んで，読み慣れていきましょう。

 学科問題／初診料

次の各問の内容が正しければ○，間違っていれば×をつけなさい。

問1 A医療機関で健康診断を受けたところ，胃に疾患が認められるため再検査を受けるよう医師に告げられたが，患者は健康診断を受けたA医療機関とは別のB医療機関を受診した。この場合，B医療機関では初診料を算定できる。

問2 午前中初診で受診した患者に検査を行ったところ，患者はいったん帰宅し，同日午後の診療時間内に検査結果のみを聞きに来院した。この場合，医療機関は午前に初診料，午後に再診料を算定できる。

問3 4月に初診で受診した患者が，医師に「当月中に次回の来院が必要です」と言われたにもかかわらず患者の判断で来院せずに2カ月以上経過したため，医師は中止と判断した。その後患者が再び来院し，4月と同一病名（慢性疾患ではない）がついた。この場合，初診料を算定できる。

問4 複数科を標榜している病院（180床）に患者が同一日に内科を再診で受診後，耳鼻咽喉科を初診で受診した。この場合，内科は再診料，耳鼻咽喉科は初診料（同一日複数科受診時の初診料）を算定できる。

問5 内科・外科・整形外科・形成外科・麻酔科を標榜している医療機関で，他科とは別の疾患で麻酔科にかかった場合，同一医療機関の同一日における複数科受診の対象になる。

問6 労災保険で治療中の患者が同じ病院に別の傷病で受診し，国民健康保険被保険者証を提出した場合，国保の給付による初診料を算定できる。

問7 小児科標榜で平日午前9時〜午後7時診療の医療機関に，午後6時20分，5歳の患者が初診受付した場合，小児科特例の時間外加算を算定できる。

問8 次の①〜③は，時間外特例医療機関の対象になる。
①地域医療支援病院

②救急病院等と認定された救急診療所

③「救急医療対策の整備事業について」に規定された病院群輪番制病院

問9 初診で来院した6歳の喘息患者が，短期間（同月内）に軽快と発作を繰り返した。軽快して発作を起こすまでの間は日常生活に支障がないため継続治療の必要がなかったので，そのつど初診料を算定した。

問10 夜間・早朝等加算の施設基準を満たしている医療機関において，診療時間中の午後5時50分に受付をした初診の患者。診療が午後6時5分開始だったことから，初診料と夜間・早朝等加算を算定した。

問11 患者が異和を訴え初めて来院した。診断の結果，疾病と認める徴候はなかった。この場合，初診料を算定できる。

B 実技計算問題／初診料

次の各問を読み，初診料を算定しなさい。

ヒント　保険医療機関の標榜科や診療時間，休診日を確認することが大切

○○内科・小児科クリニック
診療時間：9：00〜12：00
　　　　　16：00〜19：00
休診日：水曜・日曜・祝日，土曜午後

問12　4月8日（月）午前10時，20歳の患者が初診で来院。　　　　　　　　　　□点

問13　2月8日（木）午前10時，2歳の患者が初診で来院。　　　　　　　　　　□点

問14　1月14日（日）午前10時，50歳の患者が初診で緊急来院。　　　　　　　□点

問15　6月16日（日）午前10時，3歳の患者が初診で緊急来院。　　　　　　　□点

問16　9月23日（月・祝）午後11時10分，16歳の患者が初診で緊急来院。　□点

次の各問を読み，初診料を算定しなさい。

○○病院（280床），地域医療支援病院，救急医療体制確保，在宅療養支援病院
標榜科：内科・外科・小児科・整形外科
診療時間（通常）：9：00〜17：30
　　　　（日曜のみ）：9：00〜17：00
休診日：水曜の午後，土曜の午後，祝日

問17　8月19日（月）午後7時，40歳の患者が初診で緊急来院。　　　　　　　□点

問18　1月21日（日）午後8時，4歳の患者が初診で緊急来院。　　　　　　　□点

問19　10月11日（金），52歳の患者が診療時間内に初診で内科に受診後，整形外
　　　科にも初診で受診。　　　　　　　　　　　　　　　　　　　　　　　　□点

次の各問を読み，初診料を算定し，レセプト（診療報酬明細書）の空欄を埋めなさい。

○○医院　（内科，外科）
診療時間：9：00〜18：30
休診日：木曜日，日曜・祝日

🔆ヒント　レセプトと呼ばれる診療報酬明細書には，「診
療報酬請求書等の記載要領等について」（点24）p.1585）厚
生労働省の通知があり，それに基づいて記載します。
まずは初診料の書き方から始めましょう。

問 20 火曜日午前 10 時，5 歳の乳幼児がドアに指を挟んだと初めて来院。

⑪	初診	時間外・休日・深夜	回	点

問 21 月曜日午後 7 時 20 分，4 歳の子供の親から熱があると連絡があり，初めて来院。

⑪	初診	時間外・休日・深夜	回	点

問 22 木曜日の昼，50 代男性患者が胃痛で初めて来院。

⑪	初診	時間外・休日・深夜	回	点

問 23 15 歳の患者。当月 2 日（金）初診で来院（来院時間　午前 11 時 30 分），急性胃腸炎と診断された。後日来院時，医師は「10 日治癒」と「転帰」欄に記入した。同月 26 日（月）午後 3 時に同患者が再度来院，症状から急性上気道炎と診断された。

⑪	初診	時間外・休日・深夜	回	点

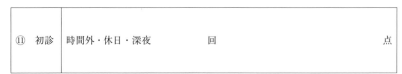 **ヒント** この欄を点数欄といいます。時間外・休日・深夜の加算があった場合は該当するものを○で囲みます。

　初診料は，患者の年齢や診察した曜日や時間など，それぞれの条件に当てはめて算定していきます。最初はむずかしく感じたり，面倒に思えますが，それも "慣れ" です。

　慣れるまで繰り返し問題を解いてください。**レセプト用紙への記載に戸惑った場合は，「診療報酬請求書・明細書の記載要領」**（以下，**記載要領という）等を確認する**と，必要なことが書かれています。

　基本的な計算と，初診欄への書き方をクリアしたら，次はカルテ事例によるレセプト作成問題です。カルテを読み解き，レセプト用紙に実際に書いてみることで，レセプトそのものに慣れていくことができます。

　最初は答えを見て書き写すだけでも構いません。繰り返し練習をした人が「最後に最もよく笑う」人になるのです。

ちょっと休憩
「最後に笑う者が最もよく笑う」
　最後の結果に満足して笑うのが最上であるという意味で，最初に笑っても，最後に泣いたのでは成功したとはいえない。物事の成否は最後こそが肝心であるといった意味です。

実技レセプト作成問題／初診料

次の各問のカルテから，レセプトを作成しなさい。

> **ヒント** 生年月日，診察年月日，傷病名の開始日や転帰欄など確認しましょう！

問24 診療所 診療時間：9：00～18：00 休診日：日曜・祝日

医 科 診 療 録

公費負担者番号				保険者番号	0	6	2	7	2	6	8	6

公費負担医療の 受給者番号			被保険者手帳 被保険者証	記号・番号	633・9162（枝番）03

受診者	フリガナ	ササキ		有効期限	令和　　年　　月　　日
	氏　名	佐々木　まりあ		被保険者氏名	佐々木　光彦
	生年月日	明大昭⑰令 30年 5月 1日生 男・⑳	事業所（船舶所有者）	資格取得 昭和・令和・平成 　年　月　日
				所在地	電話　　　局　　　番
				名称	
	住　所	電話　　　局　　　番	保険者	所在地	電話　　　局　　　番
	職　業	被保険者との続柄 子		名称	

傷　病　名	職務	開　始	終　了	転　帰	期間満了予定日
1) 感冒	上外	令和 6年 4月 5日	年 　月 　日	治ゆ・死亡・中止	年 　月 　日

既往症・原因・主要症状・経過等	処方・手術・処置等
R6／4／5（金） 　平日　19：00 　38℃の熱で初めて来院	4／5 　診察 　投薬（投薬の算定については不要とする）

解答用レセプト

診療報酬明細書

（医科入院外）　令和　　年　　月分

都道府県番号 ____　医療機関コード ____

1 医科	1 社・国 3 後期 2 公費		1 単独 2 本外 8 高外一 2 2併 4 六外 0 高外7 3 3併 6 家外

公費負担者番号①				公費負担医療の受給者番号①				保険者番号							給付割合 10 9 8 7 （ ）
公費負担者番号②				公費負担医療の受給者番号②											

		特記事項	保険医療機関の所在地及び名称	
氏名	1男 2女 1明 2大 3昭 4平 5令　．．生			
職務上の事由	1 職務上　　2 下船後3月以内　　3 通勤災害			（　　床）

被保険者証・被保険者手帳等の記号・番号 ____ （枝番）

傷病名	(1)		診療開始日	(1)	年 月 日	転帰	治ゆ 死亡 中止	診療実日数	保険	日
	(2)			(2)	年 月 日				公費①	日
	(3)			(3)	年 月 日				公費②	日

⑪ 初　診	時間外・休日・深夜	回	点	公費分点数	
⑫ 再 診	再　　診	× 回			
	外来管理加算	× 回			
	時　間　外	× 回			
	休　　日	× 回			
	深　　夜	× 回			
⑬ 医学管理					

療養の給付	保険	請求 点	※決定 点	一部負担金額 円
				減額 割（円）免除・支払猶予

> **ヒント** レセプト記載では，「令和　年　月分」欄，種別欄に記入し忘れないようにしましょう。また，算定問題では，「都道府県番号」「医療機関コード」等を省略していますが，カルテ全体をよく見て，少しずつ見慣れていきましょう。

問25 診療所　休診日：日曜・祝日

医 科 診 療 録

公費負担者番号		保険者番号	3	1	2	2	0	0	2	3

公費負担医療の受給者番号		

被保険者手帳	記号・番号	3330・5918（枝番）03
	有効期限	令和　　　年　　　月　　　日

受診者	フリガナ	サカモト　ユウカ	被保険者氏名	阪本　康友
	氏名	阪本　優花		

	生年月日	明大昭㉗令 28年 2月 28日生 男㊛		資格取得	昭和 令和 平成　　年　　月　　日

	住所	電話　　　　（　　　）　局　　　番	事業所（船舶所有者）	所在地	電話　　（　　　）　局　　　番
	職業		被保険者との続柄　子	名称	

			保険者	所在地	電話　　（　　　）　局　　　番
				名称	

傷　病　名	職務	開　始	終　了	転　帰	期間満了予定日
1）急性上気道炎	上外	令和 6年 4月 7日	6年 4月 11日	㊞治ゆ・死亡・中止	年 月 日
2）気管支炎	上外	令和 6年 4月 23日	年 月 日	治ゆ・死亡・中止	年 月 日

既往症・原因・主要症状・経過等	処方・手術・処置等
R6／4／7（日） 日曜の昼に電話あり　来院するよう指示。 熱　38.7℃ 咳，頭痛 R6／4／23（火） 診療時間内に来院 咳（＋＋）	4/7 診察，注射 4日分の薬を出す （※注射，投薬については算定不要とする） 4/23 診察，投薬

解答用レセプト

診療報酬明細書

（医科入院外）　　令和　　年　　月分

都道府県番号		医療機関コード		1 医科	1 社・国 2 公費	3 後期	1 単独 2 2併 3 3併	2 本外 4 六外 6 家外	8 高外一 0 高外7

公費負担者番号 ①		公費負担医療の受給者番号①		保険者番号		給付割合	10 9 8 7（ ）
公費負担者番号 ②		公費負担医療の受給者番号②		被保険者証・被保険者手帳等の記号・番号		（枝番）	

氏名	1男 2女 1明 2大 3昭 4平 5令　　．　．生	特記事項	保険医療機関の所在地及び名称	（ 床）
職務上の事由	1職務上　2下船後3月以内　3通勤災害			

傷病名	(1) (2) (3)	診療開始日	(1) 年 月 日 (2) 年 月 日 (3) 年 月 日	転帰	治ゆ 死亡 中止	診療実日数	保険 公費① 公費②	日 日 日

⑪	初　診	時間外・休日・深夜	回	点	公費分点数	
⑫	再　診	×　回				
	外来管理加算	×　回				
再診	時　間　外	×　回				
	休　　日	×　回				
	深　　夜	×　回				
⑬	医学管理					

療養の給付	保険	請求 点 ※決定 点 一部負担金額 円 減額 割（円）免除・支払猶予

➡ 解答は p.85〜

2 再診料 （再診料・外来診療料）

「再診料」は“再び診る料金”と読めます。つまり，再度診察した際の料金が「再診料」です。

また，再診料は許可病床数によって名称や算定点数に違いがあります。テキストや点数表をしっかり読みましょう。

再診料の算定

いずれも「再診」ですが，条件の違いで使いわけます。点数表をよく読み，理解しましょう。

[再診料]（診療所と一般病院 200 床未満の病院）A001「注 1～3」，「注 9」＋各加算（「注 4～8」，「注 10～20」）

　　　　　「注 9」電話等による再診（注 8，12，13，15～20 の加算は算定しない）

[外来診療料]〔一般病院 200 床以上の病院〕A002「注1～6」＋各加算（「注 7～11」）

Point
定期的な医学管理を前提とした場合は算定できません。

🔑 ヒント　包括項目に注意！→外来診療料は包括項目があるので注意！

算定にあたっては次の手順で考えてみて下さい。

手順①　病院の場合，一般病床が 200 床未満か 200 床以上かを確認する。

手順②　受診者の年齢を確認する。

手順③　受診日時，標榜，届出を確認する（時間外・深夜・休日に注意）。

手順④　外来管理加算が算定できるか否かを確認する。

手順⑤　診療所の場合，時間外対応加算，明細書発行体制等加算等が算定できるか否かを確認する。

 ## A 学科問題／再診料・外来診療料

次の各問の内容が正しければ○，間違っていれば×をつけなさい。

問 1　時間外対応加算 2 の届出をしている診療所にかかりつけ患者より電話があり，医師は患者に対し直接指示をしたため，電話再診料と時間外対応加算 2 を算定した。

問 2　明細書発行体制等加算の施設基準を満たす診療所を受診した患者に診療明細書を渡そうとしたところ，患者に「いらない」と断られたが，再診料と明細書発行体制等加算を算定した。

問 3　一般病床数 300 床の病院で継続治療を受けている 53 歳の女性患者に診察と尿検査を行い，外来診療料と尿検査料を算定した。

問 4　一般病床数 200 床の病院に 1 人の患者が 3 つの診療科に再診（同一日）で受診。外来診療料 76 点と，2 つ目と 3 つ目の診療科でそれぞれ 38 点を算定した。

問 5　休診日が水曜日・日曜日・祝日の診療所に患者から「火曜日に診てもらった感冒の熱が下がらないため診てほしい」と連絡があり，水曜日の 15：30 に診察したため，休日加算を算定した。

問6 当月初診で来院した糖尿病の患者が月末の再診時，多忙で来院できないと連絡してきたので，やむを得ずリアルタイムでオンラインによる診療を行った。情報通信機器を用いた診療に係る施設基準の届出医療機関ではなかったが，やむを得ない場合であったため，情報通信機器を用いた再診料を算定した。

問7 認知症患者に対する再診の際，本人に症状等を聞くことが困難なため，付き添いの家族から話を聞いて診療を行った。家族には理解してもらえるよう説明を行ったが，外来管理加算は算定できないと判断し，再診料のみ算定した。

問8 聴覚障害でない患者から電子メールによる診療の指示確認が届いたので，メールに返信して答えたことから電話再診料を算定した。

問9 一般病床数230床の病院。外来診療料に包括されている検査を患者に行った際，検査の判断料は別に算定した。

問10 2歳の患者の看護にあたっている母親から電話による問い合わせがあり，医師が対応したため，電話再診料と乳幼児加算を算定した。

ワンポイント・アドバイス

「未満」「以上」「以下」などの言葉が出てくるたびに迷ってしまう人もいるのではないでしょうか。それぞれの言葉の意味を知り，正しく使いましょう。

未満…例えば，「200床未満」なら，200床に"未だ満たない"のですから，200は入りません。ちなみに，広辞苑には「その数に達しないこと」とあります。

以下…例えば「50床以下」と書かれていれば，50を含んでそれより下になります。広辞苑には「基準の数量を含みそれより下」と書かれています。「以上」の考え方も同じです。

B 実技計算問題／再診料・外来診療料

次の各問を読み，再診料または外来診療料を算定しなさい。

> ○○診療所
> **診療科**：胃腸科・内科・外科
> **診療時間**：9：00〜19：00
> **休診日**：土曜日の午後，日曜・祝日

ヒント 標榜をよく確認し，各加算に注意！

問11 診療時間内受診。28歳の患者。先月から同じ病名で引き続き再診，投薬を行った。　　　　点

問12 52歳の患者。
(1) 7月6日（土）午前9時に来院。再診，注射を行った。　　　　点

(2) 7月9日（火）午前11時来院。再診，処置を行った。　　　　点

問13 60歳の患者。

(1) 5月13日（月）診療時間内受診。再診，超音波検査を行い，帰宅。

　　　　　　　　　　　点

(2) 同日午後8時過ぎ電話があり，指示をした。

　　　　　　　　　　　点

問14 13歳の患者。

(1) 2月5日（月）診療時間内に来院。再診，投薬を行った。

　　　　　　　　　　　点

(2) 2月13日（火），診療時間内の再診。投薬，注射，処置を行った。

　　　　　　　　　　　点

問15 4歳の患者。

(1) 10月11日（金）午後9時に緊急来院。再診を行った。

　　　　　　　　　　　点

(2) 10月19日（土）午前10時に来院。再診，投薬，注射を行った。

　　　　　　　　　　　点

(3) 10月20日（日）午後1時緊急来院。再診，画像診断，注射を行った。

　　　　　　　　　　　点

問16 明細書発行体制等加算の施設基準を満たす施設である場合。
39歳の患者が，6月10日（月），診療時間内に来院。再診，注射を行った。

　　　　　　　　　　　点

問17 時間外対応加算2の届出施設だった場合。
60歳の患者が5月21日（火），診療時間内に来院。診察のみ。

　　　　　　　　　　　点

問18 明細書発行体制等加算の施設基準を満たし，時間外対応加算3の届出施設だった場合。
5歳の患者が1月11日（木），19：40に緊急来院。再診，投薬，処置を行った。

　　　　　　　　　　　点

次の各問を読み，再診料または外来診療料を算定しなさい。

○○病院　200床（一般病床）
診療科：内科・外科・整形外科
診療時間：9：00～17：00
休診日：日曜・祝日

問19 5歳の患者（9月9日の誕生日で6歳になる）

(1) 9月5日（木）の診療時間内に来院。再診，注射を行った。

　　　　　　　　　　　点

(2) 9月9日（月）の診療時間内に来院。再診，画像診断，投薬，注射を行った。

　　　　　　　　　　　点

次の各問を読み，再診料または外来診療料を算定し，レセプトの空欄を埋めなさい。

> ××病院　80床（一般病床）
> **診療科**：内科・外科・皮膚科
> **診療時間**：月曜～金曜　9：00～17：00
> 　　　　　　土曜　9：00～12：00
> **休診日**：土曜午後・日曜・祝日

🔆 **ヒント**　病床数に注意！

問20　治療継続中の60代男性を診察。投薬，注射を行った。

⑫	再　　　診	×	回	
	外来管理加算	×	回	
再	時　間　外	×	回	
診	休　　　日	×	回	
	深　　　夜	×	回	

問21　喘息患者（5歳・治療継続中）の親から，木曜午後7時10分に電話があり，医師が指示をした。

⑫	再　　　診	×	回	
	外来管理加算	×	回	
再	時　間　外	×	回	
診	休　　　日	×	回	
	深　　　夜	×	回	

次の問を読み，再診料または外来診療料を算定し，レセプトの空欄を埋めなさい。

> □□病院　280床（一般病床）
> **診療科**：外科・内科・整形外科
> **診療時間**：9：00～17：00　　**休診日**：日曜・祝日

問22　平日午前10時に20歳の患者が来院。先月の受診時と同じ投薬と注射を行った。

⑫	再　　　診	×	回	
	外来管理加算	×	回	
再	時　間　外	×	回	
診	休　　　日	×	回	
	深　　　夜	×	回	

🔆 **ヒント**　初診欄と再診欄の違いに慣れましょう。
（例）時間外　・初診欄では，初診料＋時間外として合計
　　　　　　　・再診欄では，再診料，時間外をそれぞれ記入

> | 時間外 | 1回　376点 |
> |---|---|
>
> 再診　　75×1回
> 時間外　65×1回

実技レセプト作成問題／再診料・外来診療料

次の各問のカルテから，レセプトを作成しなさい。

問23 有床診療所

　　　　診療時間：9：00～18：00　**休診日**：水曜・日曜・祝日

医 科 診 療 録

公費負担者番号		保険者番号			1	3	8	3	0	5

公費負担医療の 受給者番号						

被保険者証・被保険者手帳	記号・番号	30-20・183（枝番）03
	有効期限	令和　　　年　　　月　　　日

受診者	フリガナ	マツムラ　タクヤ		被保険者氏名	松村　久
	氏名	松村　卓也		資格取得	昭和 令和 平成　　年　　月　　日
	生年月日	明 大 昭 ㊉ 令　26年　5月　10日生　㊚ 女		事業所（船舶所有者）所在地	電話　　　（　　　）　　　局　　　番
				名称	（　　　）
	住所	電話　　　（　　　）　　　局　　　番		保険者 所在地	電話　　　（　　　）　　　局　　　番
	職業		被保険者との続柄	子	名称	（　　　）

	傷病名	職務	開始	終了	転帰	期間満了予定日
1)	皮膚掻痒症	上 外	令和　6年 1月　29日	年 月　　日	治ゆ・死亡・中止	年 月　　日
2)	急性上気道炎	上 外	令和　6年 2月　13日	年 月　　日	治ゆ・死亡・中止	年 月　　日

既往症・原因・主要症状・経過等	処方・手術・処置等
R6／2／13（火）　11：00 　風邪の症状を訴え来院　37.9℃　鼻汁（+），咳（+） R6／2／13（火）　20：00 　母親から昼間より熱が高くなったと電話あり 　坐薬を挿すよう指示 R6／2／14（水）　10：00 　来院　37℃	2／13 　診察 　飲み薬と坐薬を出す（※投薬については算定不要とする） 2／13 　指示のみ 2／14 　診察

解答用レセプト

診療報酬明細書

			都道府県番号	医療機関コード		1 医科	1 社・国 2 公費	3 後期	1 2 3	単独 2 併 3 併	2 本外 4 六外 6 家外	8 高外一 0 高外7
		（医科入院外）　令和　　年　　月分										

公費負担者番号 ①		公費負担医療の受給者番号①		保険者番号				給付割合	10 9 8 7 （ ）
公費負担者番号 ②		公費負担医療の受給者番号②		被保険者証・被保険者手帳等の記号・番号		（枝番）			

氏名	1男 2女　1明 2大 3昭 4平 5令　　.　　.　生	特記事項	保険医療機関の所在地及び名称	（　　床）
職務上の事由	1 職務上　　2 下船後3月以内　　3 通勤災害			

傷病名	(1) (2) (3)	診療開始日	(1)　　年　月　　日 (2)　　年　月　　日 (3)　　年　月　　日	転帰	治ゆ 死亡 中止	診療実日数	保険 公費① 公費②	日 日 日

⑪	初　　診	時間外・休日・深夜	回	点	公費分点数
⑫ 再 診	再　　診	×　　回		
	外来管理加算	×　　回		
	時　間　外	×　　回		
	休　　日	×　　回		
	深　　夜	×　　回		

療養の給付	保険	請求　　　　　点	※決定　　　　　点	一部負担金額　円
				減額　割（円）免除・支払猶予

問24 病院（一般病床230床）

診療時間：9：00～18：00　休診日：日曜・祝日

医 科 診 療 録

公費負担者番号			保険者番号		1	3	3	0	3	3

公費負担医療の受給者番号				

受診者	フリガナ	えんどう しょう	被保険者証被保険者手帳	記号・番号	29-49・6283（枝番）03
	氏　名	遠藤 翔		有効期限	令和　　年　　　月　　　日
				被保険者氏名	遠藤 晋
	生年月日	明大昭平令 1年 10月 10日生 男女		資格取得	昭和 令和 平成　年　月　日
			事業所（船所有者）	所在地	電話　　（　　）　局　　　番
				名　称	
	住　所	電話　　（　　）　局　　　番	保険者	所在地	電話　　（　　）　局　　　番
	職　業	被保険者との続柄　子		名　称	

傷　病　名	職務	開　始	終　了	転　帰	期間満了予定日
1) 喘息様気管支炎	上外	令和 5年 11月 27日	年　月　日	治ゆ・死亡・中止	年　月　日

既往症・原因・主要症状・経過等	処方・手術・処置等
R6／2／4（日）11：00 咳がいつもより激しいと来院 喘鳴（＋），咳（＋） 痰（＋） 安静，水分多く摂る等を指示 R6／2／5（月）時間内来院 経過，落ち着く	2／4 診察，投薬，尿検査 2／5 診察，投薬

解答用レセプト

診療報酬明細書

都道府県番号　医療機関コード

1 医科	1 社・国 3 後期 2 公費		1 2 3	単独 2併 3併	2 4 6	本外 六外 家外	8 高外一 0 高外7

（医科入院外）　令和　　年　　　月分

公費負担者番号①		公費負担医療の受給者番号①		保険者番号		給付割合	10 9 8 7 （ ）
公費負担者番号②		公費負担医療の受給者番号②					

被保険者証・被保険者手帳等の記号・番号			（枝番）

氏名	1男 2女 1明 2大 3昭 4平 5令 ．　．生	特記事項	保険医療機関の所在地及び名称
職務上の事由	1職務上 2下船後3月以内 3通勤災害		（　　　　　床）

傷病名	(1) (2) (3)	診療開始日	(1)　年　月　日 (2)　年　月　日 (3)　年　月　日	転帰	治ゆ 死亡 中止	診療実日数	保険 公費① 公費②	日 日 日

⑪ 初　診	時間外・休日・深夜	回	点	公費分点数
⑫ 再診	再　　診	×　　回		
	外来管理加算	×　　回		
	時　間　外	×　　回		
	休　　日	×　　回		
	深　　夜	×　　回		

療養の給付	保険	請求	点	※決定	点	一部負担金額 円
						減額 割（円）免除・支払猶予

➡ 解答は p.87～

3 医学管理等

病気には様々ありますが，そのなかでも特に医師や看護師，薬剤師，管理栄養士等に対して計画的な治療管理を行うように国が定めた病気があります。それを「厚生労働大臣が定める疾患（特定疾患）」といいます。特定疾患については，医師は患者のための治療計画を立て，患者に対して口頭または文書で指導をし，それぞれの患者の経過を見続けていく必要があります。「医学管理料」は，そうした管理にかかる料金だと考えてください。

また，項目名は必ずしも“〜管理料”ではないので注意しましょう。

医

管

医学管理料の算定

医学管理料には，算定できる病気（対象疾患）が定められていて，同一月内に併せて算定できない──等，様々な決めごとがあります。各点数の「注」等をよく読んで算定するようにしましょう。

具体的には，以下の順に考えてみましょう。
手順① 算定の**対象疾患**に該当するかどうかを確認する。
手順② 算定の**対象患者**に該当するかどうかを確認する。（入院／外来など）
手順③ **算定開始が可能な日数**になっているかを確認する（算定開始日や算定回数に制限があります）。
手順④ 他の医学管理料や在宅医療の有無と併算定可否を確認する。
手順⑤ レセプトに記載する場合，**「要記載事項」**は何かを確認する。

A 学科問題／医学管理等

次の各問の内容が正しければ○，間違っていれば×をつけなさい。

問1 胃潰瘍を主病とする患者が初診で来院。特定疾患療養管理料を算定した。

問2 病院（80床）に通院中の腎臓病患者に対し医師が食事指導の必要を認め，管理栄養士（常勤）に栄養や献立等についての指導をするよう指示をした。管理栄養士が患者に対して生活条件や嗜好を勘案した食事計画を作成し，初回の指導を対面で35分間行ったため，外来栄養食事指導料「イ」(1) ①を算定した。

問3 前月2日からアトピー性皮膚炎（外用療法治療）で通院中の22歳の患者が当月3日に受診した。皮膚科専任の医師による指導管理を行ったため皮膚科特定疾患指導管理料（I）を算定した。

問4 診療所に来院した初診患者。医師は高血圧症（主病）および脂質異常症と診断し，治療管理を行っていく旨を説明。生活習慣病管理料「Ⅱ」を算定した。

問5 頸椎捻挫後遺症の外来患者に対し，通院による適当な治療手段がないと医師が判断し，はり・きゅうの施術をすすめ同意書を交付し療養費同意書交付料を算定した。

問6 登校拒否児童（10歳）と家族に小児科専任の医師がカウンセリングを行い（同月に2回実施，初回カウンセリングより1年以内），カウンセリングの実施日に小児特定疾患カウンセリング料「イ」〔1回目は（1），2回目は（2）②〕を算定した。

問7 前回来院時と同じ薬剤だが投与日数（処方日数）を変更したため，薬剤情報提供料を算定した。

問8 診療所の医師が15歳の患者に対し，別の病院に受診する必要があると認め，患者本人の同意を得られたため診療状況を示す文書を添えて紹介を行ったので，診療情報提供料（Ⅰ）を算定した。

問9 精神科を標榜していない医療機関に，うつ病の疑いのある患者が来院した。医師は診断治療の必要があると判断。患者の同意を得たうえで，医師本人が精神科の病院に連絡し，診療予約をして患者の紹介を行ったので診療情報提供料（Ⅰ）250点のみを算定した。

問10 乳癌の疑いのある患者に腫瘍マーカー検査を3項目行ったため，悪性腫瘍特異物質治療管理料「ロ」（2）を算定した。

問11 許可病床数200床の病院。心不全が主病の通院患者に初診算定日から1月以上経過し，療養管理を行ったので特定疾患療養管理料を算定した。

問12 入院中の患者が禁煙を希望し，医師がニコチン依存症の管理が必要であると認め，「禁煙治療のための標準手順書」に沿って禁煙治療を行った。初回の禁煙治療としてニコチン依存症管理料1の初回の点数を算定した。

問13 特定疾患療養管理料とてんかん指導料は同じ月に算定できない。

◆B◆ 実技計算問題／医学管理等

次の各問を読み，医学管理料を算定しなさい。

問14 小児科外来に受診中の患者（11歳）。神経症性障害のため，小児科専任の医師が小児特定疾患カウンセリングを実施（当月2回目）した（初回カウンセリングから1年以内）。 ［　　　］点

問15 テオフィリン製剤を投与している気管支喘息の再診患者に特定薬剤治療管理料を月1回算定した（当月は治療開始から2カ月目）。 ［　　　］点

問16 50床の病院。結核が主病で2カ月前から通院中の患者（28歳）に治療計画を実施。特定疾患療養管理料を1回算定した。 ［　　　］点

問17 小児癌の患者（10歳）に対し，癌による痛みを緩和させる目的で，緩和ケアの研修を受けた担当医が必要な指導を行ったうえで麻薬を投与した。月1回算定できると判断して，がん性疼痛緩和指導管理料を算定した（施設基準適合）。 ［　　　］点

問18 小児科医院に初診でかかった2歳の患者の母親に，育児や食事等に関する指導と病気療養に必要な指導を行ったので，乳幼児育児栄養指導料を算定した。

	点

問19 一般病棟に入院中の患者に対し，肺血栓塞栓症を発症する危険性が高いとして，弾性ストッキングを用いる旨を説明のうえ使用したので，肺血栓塞栓症予防管理料を算定した。

	点

次の各問を読み，医学管理料を算定し，レセプトの空欄を埋めなさい。

問20 狭心症で継続治療の患者にジゴキシン錠（ジギタリス製剤）を投与している。令和6年4月11日に初回となる血中濃度測定と治療管理を行ったので，特定薬剤治療管理料を算定した。

⑬ 医学管理		

問21 問20の患者が令和6年8月15日，狭心症の継続治療で来院。血中濃度の測定を実施し，治療管理を行った。

⑬ 医学管理		

問22 閉鎖循環式全身麻酔による手術を行うことが決まっている外来患者に手術の5日前に尿や血液の検査，画像診断撮影を1回行い，計画的な医学管理を行った。予定どおり手術を実施したので手術前医学管理料を手術料算定日に算定した。

⑬ 医学管理		

問23 当月30日，診療所の医師が患者に他の病院で受診することを勧め，紹介状を書いて渡したため，診療情報提供料（Ⅰ）を算定した。

⑬ 医学管理		

💡ヒント　医学管理は，算定日や指導日等を摘要欄に記載する必要がある項目が多いので，気を付けましょう（明細書の記載要領による）。

ちょっと休憩 ☕
　肝心要（かんじんかなめ）といいますが，肝心だけの場合には，「肝腎」の字を使う場合もあります。肝臓，心臓，腎臓と，ともに人体に大事な臓器であるということです。（広辞苑より）

実技レセプト作成問題／医学管理等

次の各問のカルテから，レセプトを作成しなさい。 **ヒント** 標榜や届出，年齢にも注意しましょう！

問24 診療所／内科・胃腸科　**診療時間**：9：00〜19：00　**休診日**：日曜・祝日

〔届出等（基準を満たすものを含む）〕明細書発行体制等加算，時間外対応加算2，生活習慣病管理料（Ⅰ）

医 科 診 療 録

公費負担者番号			保険者番号	0 1 2 0 0 0 1 3
公費負担医療の受給者番号			被保険者手帳 記号・番号	2320619・72・500011（枝番）00
受診者	フリガナ	よしかわ かずと	有効期限	令和　　年　　月　　日
	氏　名	吉川　数人	被保険者氏名	吉川　数人
	生年月日	明大昭平令 37年 9月 10日生 男・女	資格取得	昭和 令和 平成　年　月　日
			事業所（船舶所有者）所在地 名称	電話　　局　　番
	住　所	電話　　局　　番	保険者 所在地 名称	電話　　局　　番
	職　業	被保険者との続柄 本人		

傷　病　名	職務	開　始	終　了	転　帰	期間満了予定日
1) 高血圧症（主）	上・外	平成 29年 5月 16日	年 月 日	治ゆ・死亡・中止	年 月 日
2) 脂質異常症	上・外	平成 29年 5月 16日	年 月 日	治ゆ・死亡・中止	年 月 日

既往症・原因・主要症状・経過等	処方・手術・処置等
R6／4／4（木） 血圧　149−92 食事・運動・喫煙などに対して療養計画書交付し，治療管理を行う R6／4／25（木） 管理指導（内容省略） 薬剤情報提供（文書）	4/4 いつもの薬を出す 院内処方 4/25 薬を一部変更 院内処方 （※投薬については算定不要とする）

解答用レセプト

診療報酬明細書

		都道府県番号	医療機関コード	1 医科	1 社・国 3 後期 2 公費	単独 2 併 3 併	1 2 3	2 4 6	本外 六外 家外	8 高外一 0 高外7
（医科入院外）	令和　年　月分									

公費負担者番号 ①		公費負担医療の受給者番号①		保険者番号			給付割合	10 9 8 7 （ ）
公費負担者番号 ②		公費負担医療の受給者番号②		被保険者証・被保険者手帳等の記号・番号		（枝番）		

氏名	1男 2女 1明 2大 3昭 4平 5令 ．．生	特記事項	保険医療機関の所在地及び名称	（　　床）
職務上の事由 1職務上 2下船後3月以内 3通勤災害				

傷病名	(1) (2) (3)	診療開始日	(1)　年　月　日 (2)　年　月　日 (3)　年　月　日	転帰	治ゆ 死亡 中止	診療実日数	保険 公費① 公費②	日 日 日

⑪ 初　診	時間外・休日・深夜	回	点	公費分点数	
⑫ 再診	再　　診	× 回			
	外来管理加算	× 回			
	時　間　外	× 回			
	休　　日	× 回			
	深　　夜	× 回			
⑬ 医学管理					

療養の給付	保険	請求 点	※決定 点	一部負担金額 円
				減額 割（円）免除・支払猶予

問25 診療所／小児科・内科

診療時間：9：00〜18：00　**休診日**：日曜・祝日

医 科 診 療 録

| 公費負担者番号 | | | 保険者番号 | 0 | 6 | 1 | 3 | 9 | 3 | 7 | 2 |

| 公費負担医療の受給者番号 | |

| | | 被保険者手帳 | 記号・番号 | 405・66731（枝番）01 |
| | | | 有効期限 | 令和　　　年　　　月　　　日 |

受診者	フリガナ	はらだ　みく	被保険者氏名	原田　淳哉
	氏　名	原田　美玖	資格取得	昭和 令和 平成　　年　　月　　日
	生年月日	明 大 昭 平 ㋹ 3年 9月 30日生 男 ㋕	船舶所有者 事業所	所在地 電話（　）局　　番
				名　称
	住　所	電話（　）局　　番	保険者	所在地 電話（　）局　　番
	職　業	被保険者との続柄 子		名　称

傷　病　名	職務	開　始	終　了	転　帰	期間満了予定日
1）急性胃腸炎	上 外	令和 6年 9月 4日	6年 9月 11日	㋕ゆ・死亡・中止	年 月 日
2）急性気管支炎	上 外	令和 6年 9月 25日	月 日	治ゆ・死亡・中止	年 月 日

既往症・原因・主要症状・経過等	処方・手術・処置等
R6／9／4（水）19：00 吐き気，腹痛，下痢 母親に育児栄養指導 薬剤情報提供（文書）	9／4 診察，注射，投薬
R6／9／5（木） 経過良好	9／5 診察
R6／9／25（水） 鼻汁，咳，喉の腫れ（＋＋） 母親に育児栄養指導 薬剤情報提供（文書）（手帳）	9／25 診察 投薬（前回と内容変更）

解答用レセプト

診療報酬明細書

都道府県番号　　医療機関コード

（医科入院外）　令和　　年　　月分

| 1 医科 | 1 社・国 3 後期 2 公 費 | 1 単独 2 2併 3 3併 | 2 4 6 本外 六外 家外 | 8 高外一 0 高外7 |

| 公費負担者番号① | | 公費負担医療の受給者番号① | | 保険者番号 | | 給付割合 | 10 9 8 7（　） |
| 公費負担者番号② | | 公費負担医療の受給者番号② | | 被保険者証・被保険者手帳等の記号・番号 | （枝番） |

| 氏名 | 1男 2女 1明 2大 3昭 4平 5令　　．　．生 | 特記事項 | 保険医療機関の所在地及び名称 | （　　床） |

職務上の事由　1職務上　2下船後3月以内　3通勤災害

傷病名	(1)	診療開始日	(1) 年 月 日	転帰	治ゆ 死亡 中止	診療実日数	保険	日
	(2)		(2) 年 月 日				公費①	日
	(3)		(3) 年 月 日				公費②	日

⑪ 初 診	時間外・休日・深夜	回	点	公費分点数
⑫ 再診	再　　診	×	回
	外来管理加算	×	回
	時　間　外	×	回
	休　　日	×	回
	深　　夜	×	回
⑬ 医学管理			

| 療養の給付 | 保険 | 請求 | 点 | ※決定 | 点 | 一部負担金額 円 |
| | | | | | | 減額 割（円）免除・支払猶予 |

➡ 解答は p.89〜

4 在宅医療

「在宅医療」とは，在宅で療養を必要とする人（患者）のところへ，医師や看護師，薬剤師等が訪問して，それぞれの患者に必要な診療等を行うことです。なお，「在宅」とは，自宅のほか，老人ホーム等の施設も含まれます。国の推進により，在宅医療に取り組む医療機関は年々増えています。

在宅医療の算定

以下のような考え方や決めごとがありますので，注意しましょう。

[在宅医療] 第1節 在宅患者診療・指導料
- ・22項目の診療・指導料（C000〜C015）があります。
- ・医療機関のスタッフ（医師，保健師，助産師，看護師，准看護師，理学療法士，作業療法士，言語聴覚士，薬剤師，管理栄養士等）が，患者宅等に出向き，診療・指導を行うものです。
- ・医師以外による訪問指導は，診療実日数には数えません。
- ・患家に行く交通費は患家負担となります（実費負担）。
- ・往診料は診察料ではないので，別に診察料（初診料，再診料，外来診療料）を算定できます。

第2節 在宅療養指導管理料 <small>（第1款在宅療養指導管理料，第2款在宅療養指導管理材料加算）</small>
- ・35項目の指導管理料（C100〜C121）があります <small>（C113, C115は削除）</small>。
- ・特に規定する場合を除き，月1回に限り算定します。
- ・退院時に行った指導管理は算定できます。この場合，退院した月の外来等にて行った指導管理は算定できません。
- ・C100〜C121は同月内では併算定はできません（主たる指導管理のみ算定）。
- ・**33項目の在宅療養指導管理材料加算（C150〜C175）があります。**
- ・要件を満たせば，第1款在宅療養指導管理料を算定するか否かにかかわらず別に算定できます。
- ・6歳未満の乳幼児に対する**乳幼児呼吸管理材料加算**は，要件を満たした場合，3月に3回に限り所定点数に加算できます。

A 学科問題／在宅医療

次の各問の内容が正しければ○，間違っていれば×をつけなさい。

問1 患者宅へ訪問診療を行って帰院。その後患者の病状が急変したと連絡を受け往診したため，在宅患者訪問診療料（I）と往診料を算定した。

問2 1人の患者に対して，複数の医療機関が在宅療養支援診療所になることができる。

問3 在宅療養支援診療所が連携保険医療機関に診療情報の提供を行った際の費用は，患者に請求できる。

問4 定期的に患者宅へ行って診療しているため，毎回往診料を算定している。

問5 かかりつけの医師に，熱が高く歩行困難で診療所まで行けない旨を説明し，

在宅

往診を依頼したところ，医師は患者宅まで自転車で来た。この場合，患者は医師に対し交通費を支払う必要がある。

問6 診療所で麻酔科も標榜している医師が，他の病院に定期的に訪問し手術の際の麻酔を行った場合，往診料をその都度算定できる。

問7 進行性筋ジストロフィー症の在宅療養患者宅（患者は1人）へ週4回訪問診療したが，在宅患者訪問診療料（Ⅰ）「1」「イ」は3回までしか算定できない。

問8 チアノーゼ型先天性心疾患の外来患者に酸素ボンベを用いて指導管理を行ったため，酸素ボンベ加算を算定した。

問9 医師の指示により理学療法士が患者宅を訪問して在宅患者訪問リハビリテーション指導管理を行った場合，患者宅までの交通費は患者側の負担になる。

問10 在宅自己注射指導管理料を算定している在宅療養患者宅（患者は1人）に訪問診療をした際，在宅自己注射と関係のある薬剤の点滴注射を行ったため，在宅患者訪問診療料（Ⅰ）「1」「イ」（算定可能日）とともに点滴注射も算定した。

問11 在宅自己注射を行っている患者に対し注射針一体型のディスポーザブル注射器を処方したので，在宅自己注射指導管理料，注入器加算と注入器用注射針加算，薬剤料を算定した。

Ⓑ 実技計算問題／在宅医療

次の各問を読み，在宅医療の部の点数を算定しなさい。

問12 内科を標榜する在宅療養支援診療所（機能強化型以外）にかかりつけ患者から平日の昼間往診の依頼があり，必要と判断し患家に赴き診療を行った（16km以内，診察時間50分）。

問13 **問12**の往診の2日後，診療所で外来診療を行っていると，**問12**の患者宅から病状が急変したとの連絡があった。緊急に赴く必要があると判断して往診した（診察時間38分）。

問14 脳梗塞による後遺症で通院が困難な患者の自宅（患者は1人で他院の依頼ではない）に週1回定期的に訪問診療を行っている医療機関の医師が，9月2日訪問診療を行った。

問15 **問14**の在宅療養患者宅に9月7日，当該医師の指示の下，看護師による訪問看護・指導を行った。（週3日目）

問16 一般の診療所の医師が患者宅へ夜間往診を行った。診療時間は1時間35分。

問17 救急医療用ヘリコプターで5歳の患者を病院に救急搬送するため，その病院の医師が同乗し，ヘリコプター内で約40分診療を行った。

問18 在宅酸素療法が必要と医師が認めた慢性心不全の外来患者に当月1回携帯用酸素ボンベを使用して指導管理を行った。

次の各問を読み，在宅医療の部の点数を算定し，レセプトの空欄を埋めなさい。

問19 診療所（診療時間 9：00〜18：00）から 3km 以内の範囲にある患家から 14：20 に往診の依頼があり，14：30 に患家に到着，普通往診した。診察後，往診時間の確認のため時計を見ると 15：40 だった。（在宅療養支援診療所以外）

⑭	往　　　診	回	
	夜　　　間	回	
在	深 夜・緊 急	回	
	在宅患者訪問診療	回	
宅	そ　の　他		
	薬　　　剤		

問20 通院が困難な自宅療養中（同一建物居住者以外）の患者宅に，在宅療養支援診療所の医師が週3回訪問診療を行った。

⑭	往　　　診	回	
	夜　　　間	回	
在	深 夜・緊 急	回	
	在宅患者訪問診療	回	
宅	そ　の　他		
	薬　　　剤		

問21 令和6年12月，診療所の医師が自宅（戸建て住宅）で療養中の患者1人に対し，往診1回（2日）と訪問診療を4回（5日，12日，19日，26日）行い，看護師が訪問看護・指導を2回（9日，23日），いずれも1時間以内で行った。

⑭	往　　　診	回	
	夜　　　間	回	
在	深 夜・緊 急	回	
	在宅患者訪問診療	回	
宅	そ　の　他		
	薬　　　剤		

ヒント 往診を行った同じ月に在宅患者訪問診療料を算定する場合，レセプト摘要欄の記載には注意が必要です。

問22 22：40 にかかりつけ患者の家族から電話で往診依頼があり，医師が必要を認めて患家を訪問し，診療した。診療に要した時間は 40 分だった。（在宅療養支援診療所以外の無床診療所）

⑭	往　　　診	回	
	夜　　　間	回	
在	深 夜・緊 急	回	
	在宅患者訪問診療	回	
宅	そ　の　他		
	薬　　　剤		

在宅

実技レセプト作成問題／在宅医療

次の各問のカルテから，レセプトを作成しなさい。

問23 診療所（19床）在宅療養支援診療所以外　診療時間：9：00～18：00　休診日：日曜・祝日

〔**届出等**（基準を満たすものを含む）〕明細書発行体制等加算，時間外対応加算1

医 科 診 療 録

氏名：平野　克典　　生年月日：昭和29年1月19日生　　性別：男　世帯主との続柄：本人
保険者番号：138628　記号・番号：62-13・289

傷　病　名	職務	開　始	終　了	転　帰	期間満了予定日
1) 高血圧症（主）	上外	平成26年11月14日	月　年日	治ゆ・死亡・中止	月　年日
2) 脳梗塞後遺症	上外	平成28年8月31日	月　年日	治ゆ・死亡・中止	月　年日
3) 慢性気管支炎	上外	令和6年2月7日	月　年日	治ゆ・死亡・中止	月　年日
4) 急性上気道炎	上外	令和6年5月16日	月　年日	治ゆ・死亡・中止	月　年日
5) 脱水症	上外	令和6年5月16日	月　年日	治ゆ・死亡・中止	月　年日

既往症・原因・主要症状・経過等	処方・手術・処置等
R6／5／16（木）20：50 車椅子で外来受診している患者宅から 往診依頼を受け患家へ 診療時間50分 38.9℃　慢性気管支炎急性増悪 薬剤情報提供（文書） R6／5／17（金）16：00 往診依頼を受け患家へ（1時間以内） 薬剤情報提供（文書） R6／5／21（火） 外来受診 経過良好	5／16 　診察，注射，投薬 5／17 　診察，注射，投薬（薬剤変更） 5／21 　診察のみ

解答用レセプト

傷病名	(1) (2) (3)			診療開始日	(1) (2) (3)	年　月　日 年　月　日 年　月　日	転帰	治ゆ 死亡 中止	診療実日数	保険 公費① 公費②	日 日 日

⑪	初　診	時間外・休日・深夜	回	点	公費分点数
⑫再診	再　診	×	回		
	外来管理加算	×	回		
	時　間　外	×	回		
	休　日	×	回		
	深　夜	×	回		
⑬	医学管理				
⑭在宅	往　診		回		
	夜　間		回		
	深夜・緊急		回		
	在宅患者訪問診療		回		
	その他				
	薬　剤				

療養の給付 保険	請求	点 ※決定	点 一部負担金額 円
			減額 割（円）免除・支払猶予

問24 診療所（無床）

〔届出（基準を満たすものを含む）〕在宅療養支援診療所（機能強化型以外）

在宅時医学総合管理料

診療時間：9：00～18：00　　**訪問診療**：月曜

医 科 診 療 録

氏名：岡田　恭子　生年月日：昭和33年5月30日生　性別：女　被保険者との続柄：家族
保険者番号：34140012　記号・番号：公立・神奈川・9630　被保険者氏名：岡田　良二

傷　病　名	職務	開　始	終　了	転　帰	期間満了予定日
1) 脳梗塞後遺症（主）	上 外	令和 1年 9月 27日	年 月 日	治ゆ・死亡・中止	年 月 日
2) 認知症（主）	上 外	令和 3年 10月 21日	年 月 日	治ゆ・死亡・中止	年 月 日
3) 仙骨部褥瘡	上 外	令和 4年 4月 30日	年 月 日	治ゆ・死亡・中止	年 月 日
4) 感冒	上 外	令和 6年 4月 22日	年 月 日	治ゆ・死亡・中止	年 月 日

既往症・原因・主要症状・経過等	処方・手術・処置等
R6／4／8（月） 　訪問診療（40分） 　自宅（戸建て）で療養中 　仙骨部褥瘡は真皮を越えていないが寝たきりのため悪化 　訪問診療において処置を受けている	4／8 　投薬（院内処方），処置
R6／4／22（月） 　訪問診療（40分） 　在宅療養計画に基づき総合的な医学管理を行う	4／22 　投薬（院内処方），注射，処置

解答用レセプト

（　　床）

傷病名	(1)				診療開始日	(1)	年 月 日	転帰	治ゆ	死亡	中止	診療実日数	保険	日
	(2)					(2)	年 月 日						公費①	日
	(3)					(3)	年 月 日						公費②	日

⑪	初　　　診	時間外・休日・深夜	回	点	公費分点数
	再　　　診	×	回		
⑫	外来管理加算	×	回		
再	時 間 外	×	回		
診	休　　日	×	回		
	深　　夜	×	回		

⑭	往　　　診	回
	夜　　間	回
在	深夜・緊急	回
	在宅患者訪問診療	回
宅	そ の 他	
	薬　　剤	

療養の給付	保険	請求	点	※決定	点	一部負担金額　円
						減額 割（円）免除・支払猶予

➡ 解答は p.91～

5 投薬

「投薬」とは，患者の病気や症状に対して薬を与えることをいい，「投与」ともいいます。

投薬は，内服薬・屯服薬・外用薬によって異なるので，それらの意味やカルテの記載を覚えましょう。なお，実際のカルテは医師によって多少記載が違うため，本書でも問題をすべて同じ記載の仕方にはしていませんので注意してください。

現在，外来診療では医療機関で薬を受け取る「院内処方」より，処方箋をもらい調剤薬局で薬を受け取る「院外処方」が多いですが，資格試験では理解度を確認するため，手計算を行います。習熟しておきましょう。また，処置や手術等にも薬剤は使われますので，投薬の基礎をここでしっかり覚えてください。

投薬の算定

$$投薬の薬剤料 = \frac{使用した薬剤の合計金額}{10} = \boxed{} 点 \quad （端数は五捨五超入）$$

(1) 使用薬剤の合計金額が **15円以下**の場合：**1点**として算定する。

(2) 使用薬剤の合計金額が **15円超**の場合

　　①**使用薬価÷10**

　　②小数点以下端数処理　**0.5以下→小数点以下切捨て　0.5超→小数点以下切上げ**

　　　例）使用薬価25円→ 25.0 ÷ 10 = 2.5…2点　　25.1円→ 25.1 ÷ 10 = 2.51…3点

カルテ，処方箋に記載される略称とその意味

略　　称	意　　味
Rp	処方（ラテン語 Recipe の略）
分3，3×	1日3回に分けて服用
TD，T	○日分（錠剤の T とは位置で見分ける）
do	直前のものと「同じ」

ちょっと休憩

「投薬」「投与」の語源は，お釈迦様の話からきているといわれています。長い伝道旅を続けたお釈迦様は病に罹り，自分の最期を悟ったため，弟子（従者）に「沙羅双樹の間に頭を北に向けて寝かせてくれ」と頼みました。北の方角にはお釈迦様の故郷があったからです。

わが子の臨終を救おうと，天界からお釈迦様の母が不老の薬を下界に投げ入れましたが，薬は沙羅双樹の枝に引っかかってしまい，お釈迦様の手元には届かなかったそうです。その代わり，沙羅双樹は薬の力を得て，枝を伸ばし天高く茂ったといいます。

「投薬」「投与」という言葉は，母親のわが子への深い愛が語源なのですね。決して「薬を投げつける」という意味ではありません。

A 学科問題／投薬

次の各問の内容が正しければ○，間違っていれば×をつけなさい。

問1　本日受診した患者 A に薬を処方するにあたり，一部の薬剤を院内で，その他の薬剤については院外処方箋を発行した。　　　　　　　　　　　　　⬜

問 2 無菌食を食している患者に医師が必要を認めてビタミン剤を投与し，薬剤料を算定した。

問 3 調剤技術基本料の院内製剤加算は，薬価基準に収載されている医薬品に賦形剤を加え，当該医薬品と異なる剤形の医薬品を院内で製剤のうえ，調剤した場合に算定できる。

問 4 患者が「先ほど受け取った薬を帰宅途中に紛失した」と医療機関に戻って来たため，薬剤を再交付し，その薬剤の費用を患者に請求した。

問 5 外来後発医薬品使用体制加算は，診療所においてのみ算定できる。

問 6 診療所に通院中の特定疾患を主病とする患者に対し，隔日投与で 28 日分以上を処方した場合でも，主病に対する薬剤であれば特定疾患処方管理加算 56 点を算定できる。

問 7 1 日 3 回毎食後服用として，屯服薬を 7 日分処方した。

問 8 外泊期間中に服用する分についても，調剤料は算定できる。

問 9 定期的に，抗うつ薬を 4 種類投薬（院内処方）している患者に，処方料 42 点ではなく 18 点を算定した。

問 10 交付した院外処方箋（処方薬 3 種類）において 1 種類だけ一般名で処方した場合，一般名処方加算 1 を算定できる。

◆B 実技計算問題／投薬

次の各問を読み，薬剤料を算定しなさい。

問 11 感冒の患者に次の薬剤を投薬した。

Rp）PL 配合顆粒 3g　1 日 3 回毎食後服用／5 日分　　　点

問 12 両肩関節痛の患者に次の貼付剤を投薬した。

Rp）モーラステープ 20mg　7cm × 10cm／35 枚（左右に 1 日 1 枚ずつ）　　　点

問 13 疼痛時に服用するよう，次の薬剤を投薬した。

Rp）ロキソニン錠 60mg 1T × 3 回分（疼痛時服用）　　　点

●薬価基準等

品　名	規格・単位	薬　価（円）
【内用薬】		
PL 配合顆粒	1g	6.50
ロキソニン錠 60mg	60mg 1 錠	10.10
【外用薬】		
モーラステープ 20mg	7cm × 10cm 1 枚	19.30

次の各問を読み，投薬の部の点数を算定し，レセプトの空欄を埋めなさい〔特に記載がなければ，すべて成人，外来，院内処方（薬剤師は常勤していない）とする〕。(薬価は p.30)

問 14 次の薬剤を処方した。

Rp）ラシックス錠 20mg 1T
　　　アルダクトン A 錠 25mg 1T ｝ 朝食後服用／7TD

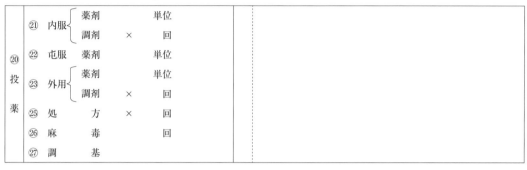

⑳投薬	㉑内服	薬剤		単位	
		調剤	×	回	
	㉒屯服	薬剤		単位	
	㉓外用	薬剤		単位	
		調剤	×	回	
	㉕処　方		×	回	
	㉖麻　毒			回	
	㉗調　基				

問 15 薬剤師常勤の医療機関で，次の薬剤を処方した。

Rp）ロキソプロフェン錠 60mg「EMEC」3T
　　　メチコバール錠 500μg 3T
　　　デパス錠 0.5mg 3T ｝ 分 3 毎食後／5TD

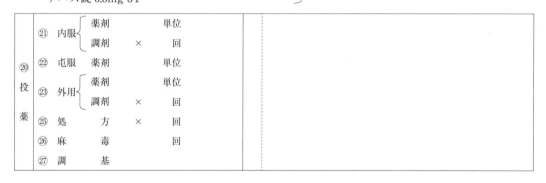

⑳投薬	㉑内服	薬剤		単位	
		調剤	×	回	
	㉒屯服	薬剤		単位	
	㉓外用	薬剤		単位	
		調剤	×	回	
	㉕処　方		×	回	
	㉖麻　毒			回	
	㉗調　基				

問 16 薬剤師常勤の医療機関で，次の薬剤を処方した。

Rp）ジアゼパム錠 2「トーワ」2T／5TD

⑳投薬	㉑内服	薬剤		単位	
		調剤	×	回	
	㉒屯服	薬剤		単位	
	㉓外用	薬剤		単位	
		調剤	×	回	
	㉕処　方		×	回	
	㉖麻　毒			回	
	㉗調　基				

問17 5歳の患者に次の薬剤を処方した。

Rp）①アスベリン散 10% 1.2g
　　　ペリアクチン散 1% 1.2g ｝分3 毎食後／3TD

　　　②ホクナリンテープ 1mg 1枚／7日分

⑳投薬	㉑ 内服	薬剤		単位	
		調剤	×	回	
	㉒ 屯服	薬剤		単位	
	㉓ 外用	薬剤		単位	
		調剤	×	回	
	㉕ 処　方		×	回	
	㉖ 麻　毒			回	
	㉗ 調　基				

問18 気管支喘息（主病）の患者に次の薬剤を処方した（診療所）。

Rp）テオドール錠 200mg 2T
　　　メプチン錠 50μg 2T ｝分2／28日分

⑳投薬	㉑ 内服	薬剤		単位	
		調剤	×	回	
	㉒ 屯服	薬剤		単位	
	㉓ 外用	薬剤		単位	
		調剤	×	回	
	㉕ 処　方		×	回	
	㉖ 麻　毒			回	
	㉗ 調　基				

問19 2歳の患者に次の薬剤を処方した。

Rp）フスコデ配合シロップ 3mL
　　　トラネキサム酸シロップ 5%「NIG」3mL
　　　メプチンドライシロップ 0.005% 1.5g ｝分3 毎食後／5日分

⑳投薬	㉑ 内服	薬剤		単位	
		調剤	×	回	
	㉒ 屯服	薬剤		単位	
	㉓ 外用	薬剤		単位	
		調剤	×	回	
	㉕ 処　方		×	回	
	㉖ 麻　毒			回	
	㉗ 調　基				

投薬

問20 薬剤師常勤の医療機関で，5歳の患者に次の薬剤を処方した。

Rp）①フスタゾール錠小児用 2.5mg　2T／5回分

（咳がひどい時服用）

②リンデロン−VG 軟膏 0.12% 5g 2 本

⑳投薬	㉑ 内服	薬剤		単位	
		調剤	×	回	
	㉒ 屯服	薬剤		単位	
	㉓ 外用	薬剤		単位	
		調剤	×	回	
	㉕ 処　方		×	回	
	㉖ 麻　毒			回	
	㉗ 調　基				

問21 次の薬剤を処方し，院外処方箋を発行した。

Rp）フロモックス錠 75mg 3T／分 3 食後× 7TD

⑧その他	処　方　箋		回	
	薬　剤			

問22 生活習慣病（高血圧症が主病）で通院中の患者に次の薬剤を処方し，一般名処方による院外処方箋を発行した（診療所）〔生活習慣病管理料（Ⅰ）を届出〕。

Rp）①ブロプレス錠 12　1T
リピトール錠 10mg 1T
ラシックス錠 20mg 1T ｝朝食後服用／28TD

②エクメット配合錠 HD 2T　朝・夕食後服用／28TD

③ウルソデオキシコール酸錠 100mg 3T
メチコバール錠 $500\mu g0.5mg$ 3T
ロキソプロフェン錠 60mg「EMEC」3T ｝毎食後服用／28TD

⑧その他	処　方　箋		回	
	薬　剤			

問23 糖尿病が主病の患者に次の薬剤を処方した（100床）。

Rp）①ブロプレス錠8 1T
ルセフィ錠 2.5mg 1T
アトルバスタチン錠 5mg「サワイ」1T
マグミット錠 330mg　1T
　　　　　　　　　　　　　　　　　　　分1朝食直前／14TD

②エクメット配合錠 HD 2T
ファモチジン錠 20mg「トーワ」2T
レパグリニド錠 0.25mg「サワイ」2T
　　　　　　　　　　　　　　　　　　　分2朝夕食直前／14TD

③ロキソプロフェン錠 60mg「EMEC」3T
エペリゾン塩酸塩 50mg 錠 3T
メチコバール錠 500μg 3T
　　　　　　　　　　　　　　　　　　　分3毎食後／14TD

④デパス錠 0.5mg 1T　　　　　　　　　　分1就寝前／14TD

⑳投薬	㉑ 内服	薬剤		単位	
		調剤	×	回	
	㉒ 屯服	薬剤		単位	
	㉓ 外用	薬剤		単位	
		調剤	×	回	
	㉕ 処　　方		×	回	
	㉖ 麻　　毒			回	
	㉗ 調　　基				

●薬価基準等

品名	規格・単位		薬価（円）
【内用薬】			
アスベリン散 10%	10% 1g		11.90
後 アトルバスタチン錠 5mg「サワイ」	5mg 1錠		10.10
アルダクトンA錠 25mg	25mg 1錠		14.50
後 ウルソデオキシコール酸錠 100mg「トーワ」	100mg 1錠		8.70
般 ウルソデオキシコール酸錠 100mg			
エクメット配合錠 HD	1錠		50.20
後 エペリゾン塩酸塩 50mg 錠	50mg 1錠		5.90
後 ジアゼパム錠 2「トーワ」	2mg 1錠	向	5.70
タリビッド錠 100mg	100mg 1錠		82.80
テオドール錠 200mg	200mg 1錠		10.40
デパス錠 0.5mg	0.5mg 1錠	向	9.20
後 トラネキサム酸シロップ 5%「NIG」	5% 1mL		3.50
後 バイアスピリン錠 100mg	100mg 1錠		5.70
後 ファモチジン錠 20mg「トーワ」	20mg 1錠		10.10
後 フスコデ配合シロップ	1mL		5.40
フスタゾール錠小児用 2.5mg	2.5mg 1錠		7.40

品名	規格・単位	薬価（円）
ブロプレス錠8	8mg 1錠	48.90
ブロプレス錠12	12mg 1錠	60.60
フロモックス錠 75mg	75mg 1錠	36.30
ペリアクチン散 1%	1% 1g	6.50
後 マグミット錠 330mg	330mg 1錠	5.70
ミカルディス錠 40mg	40mg 1錠	38.20
後 メチコバール錠 500μg	0.5mg 1錠	10.10
メプチン錠 50μg	0.05mg 1錠	10.00
メプチンドライシロップ 0.005%	0.005% 1g	36.60
ラシックス錠 20mg	20mg 1錠	9.80
リピトール錠 10mg	10mg 1錠	28.50
ルセフィ錠 2.5mg	2.5mg 1錠	149.00
後 レパグリニド錠 0.25mg「サワイ」	0.25mg 1錠	8.00
後 ロキソプロフェン錠 60mg「EMEC」	60mg 1錠	9.80
【外用薬】		
後 SP トローチ 0.25mg「明治」	0.25mg 1錠	5.70
ホクナリンテープ 1mg	1mg 1枚	29.10
リンデロン-VG 軟膏 0.12%	1g	27.70

般 は一般名，後 は「後発医薬品」の意味です。
向 は向精神薬の意味です。

投薬

C 実技レセプト作成問題／投薬

次の各問のカルテから，レセプトを作成しなさい。(薬価は p. 32)

問24 診療所／内科・小児科

〔**届出等**（基準を満たすものを含む）〕明細書発行体制等加算　薬剤師常勤　**休診日**：日曜・祝日

医 科 診 療 録

氏名：宮部　留美　生年月日：平成 30 年 3 月 22 日生　性別：女　世帯主との続柄：子
保険者番号：103028　記号・番号：全歯 09・1230065　被保険者氏名：宮部　進

傷　病　名	職務	開　始	終　了	転　帰	期間満了予定日
1）気管支喘息（主）	上外	令和 4 年 4 月 4 日	年 月 日	治ゆ・死亡・中止	年 月 日
2）急性腸炎，感冒	上外	令和 6 年 3 月 12 日	年 月 日	治ゆ・死亡・中止	年 月 日

既往症・原因・主要症状・経過等	処方・手術・処置等
R6／3／12（火） 　熱（－），咳（＋） 　下痢と腹痛を訴える 　水分摂取指示 　生活等療養管理 　（内容は省略） 　喘息に対する処方も行う 　薬剤情報提供（文書）	3／12 　Rp ①　小児用ムコソルバン DS 1.5% 0.9g 　　　　　アスベリン散10% 0.5g 　　　　　ペリアクチン散1% 0.5g　　　　　× 7TD 　　② クラリスドライシロップ 10%小児用 1.5g　× 7TD 　　③ シングレア細粒 4mg 1 包　　　　　×28TD 　　④ ホクナリンテープ 1mg 28 枚（1 日 1 枚使用）

解答用レセプト

(レセプト用紙省略)

問 25 診療所／内科・外科・整形外科　**休診日**：日曜・祝日

〔**届出等**（基準を満たすものを含む）〕明細書発行体制等加算，生活習慣病管理料（Ⅰ）

医 科 診 療 録

氏名：志村　耕一　　生年月日：昭和 40 年 12 月 25 日生　　性別：男　　被保険者との続柄：本人
保険者番号：34130021　記号・番号：690-35・77010

傷　　病　　名	職務	開　　始	終　　了	転　　帰	期間満了予定日
1) 高血圧症（主）	上外	平成 28年 8月 3日	月 年 日	治ゆ・死亡・中止	月 年 日
2) 脳梗塞	上外	令和 4年 6月 18日	月 年 日	治ゆ・死亡・中止	月 年 日
3) 慢性気管支炎	上外	令和 6年 10月 9日	月 年 日	治ゆ・死亡・中止	月 年 日
4) 不眠症	上外	令和 6年 10月 9日	月 年 日	治ゆ・死亡・中止	月 年 日
5) 便秘症	上外	令和 6年 10月 9日	月 年 日	治ゆ・死亡・中止	月 年 日

既往症・原因・主要症状・経過等	処方・手術・処置等
R6／10／9（水） 　咳（＋） 　不眠障害を訴える 　食事・運動等生活上の療養管理 　（内容は省略） 　高血圧の薬は変更なし 　薬剤情報提供（文書）	10／9 　Rp ①レンドルミン錠 0.25mg 1T ｝1日1回就寝前× 28日分 　　　デパス錠 0.5mg 1T 　　②プラビックス錠 75mg 1T 　　　オルメテック OD 錠 20mg 1T ｝1日1回 × 28日分 　　　ランソプラゾール OD 錠 15mg「トーワ」1T 　　③ラキソベロン内用液 0.75% 1mL　10日分

解答用レセプト

傷病名	(1)						診療開始日	(1)	年	月	日	転帰	治ゆ	死亡	中止	診療実日数	保険		日
	(2)							(2)	年	月	日						公費①		日
	(3)							(3)	年	月	日						公費②		日

⑪	初　　診	時間外・休日・深夜		回		点	公費分点数
⑫ 再診	再　　来		×	回			
	外来管理加算		×	回			
	時　間　外		×	回			
	休　　日		×	回			
	深　　夜		×	回			
⑬	医学管理						

⑳ 投 薬	㉑内服	薬剤			単位	
		調剤	×			回
	㉒屯服	薬剤			単位	
	㉓外用	薬剤			単位	
		調剤	×			回
	㉕処　　方		×			回
	㉖麻　　毒					回
	㉗調　　基					

療養の給付	保険	請求	点	※決定	点	一部負担金額 円
				減額　割（円）免除・支払猶予		

●薬価基準等

品名	規格・単位	薬価（円）	品名	規格・単位	薬価（円）
【内用薬】			プラビックス錠 75mg	75mg 1 錠	66.90
アスベリン散 10%	10% 1g	11.90	ペリアクチン散 1%	1% 1g	6.50
オルメテック OD 錠 20mg	20mg 1 錠	37.40	ラキソベロン内用液 0.75%	0.75% 1mL	16.00
クラリスドライシロップ			後 ランソプラゾール OD 錠		
10%小児用	100mg 1g	85.30	15mg「トーワ」	15mg 1 錠	12.40
小児用ムコソルバン DS 1.5%	1.5% 1g	20.80	レンドルミン錠 0.25mg	0.25mg 1 錠　向	12.50
シングレア細粒 4mg	4mg 1 包	89.20	**【外用薬】**		
デパス錠 0.5mg	0.5mg 1 錠　向	9.20	ホクナリンテープ 1mg	1mg 1 枚	29.10

➡ 解答は p.94～

6 | 注射

　経口からの投薬より効果を速く得られると医師が判断した場合，注射を行うことがあります。注入する部位によって，皮内，皮下，筋肉内注射や，静脈内注射等に分かれます。点数表の注射実施料に書かれている，いわゆる手技料と呼ばれる各点数や加算等をよく読んで理解しましょう。

注射料の算定

　［注射料］注射手技料（注射実施料）（＋「通則」や「注」の加算）＋薬剤料（＋特定保険医療材料料）

　ヒント　注射の加算は手技料に対しての加算です。入院患者などで手技料が算定できない場合は，加算も発生しません。

　具体的には，以下の順に考えてみましょう。
　　手順①　入院患者か外来患者か確認する。
　　手順②　注射薬剤を計算する。
　　手順③　手技料を確認する。

「1回につき」の注射手技の場合の薬剤料

$$\frac{1回に使用した薬剤の合計金額}{10} = \boxed{}点 \text{（端数は五捨五超入）}$$

「1日につき」の注射手技の場合の薬剤料

$$\frac{その注射手技で使用した1日分の薬剤の合計金額}{10} = \boxed{}点 \text{（端数は五捨五超入）}$$

(1) 使用薬剤（1回又は1日分）の合計金額が15円以下の場合：1点として算定する。
(2) 使用薬剤（1回又は1日分）の合計金額が15円超の場合
　　　①使用薬価÷10
　　　②小数点以下端数処理　0.5以下→小数点以下切捨て　0.5超→小数点以下切上げ
　　　例）使用薬価25円→25.0÷10＝2.5…2点　25.1円→25.1÷10＝2.51…3点

　薬剤料そのものの計算は投薬と同じですから，手技料との関係や書き方を理解しましょう。一つずつ算定練習をしながら慣れていってください。

 A | 学科問題／注射

次の各問の内容が正しければ○，間違っていれば×をつけなさい。

問1　沈降破傷風トキソイドを皮内・皮下・筋肉内注射したため，手技料25点と生物学的製剤注射加算15点を算定した。

問2　一人の患者に同日の診療で静脈内注射と点滴注射を併せて行ったため，両方の点数を算定した。

問3　無菌製剤処理とは，無菌室，クリーンベンチ，安全キャビネット等の無菌環境において無菌化した器具を用いて製剤処理を行うことをいう。

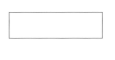

問4 中心静脈注射を行っている注射用カテーテルが詰まったため交換を行い，カテーテルの材料料と手技料を算定した。

問5 結膜下注射を患者の両眼に行い，両眼として42点を算定した。

問6 血漿成分製剤注射を行うにあたり，最初の注射の際，注射の必要性，危険性等について説明し文書を渡したため，点滴注射に血漿成分製剤加算を加算した。

問7 1人の患者の両眼にそれぞれ異なる薬剤を使用して涙のう内薬液注入を行ったので，片眼ごとに手技料（皮内，皮下及び筋肉内注射）を算定した。

B 実技計算問題／注射

次の各問の内容を読み，手技料および薬剤料を算定し，レセプトの空欄を埋めなさい（年齢記載のない場合はすべて成人とする）。(薬価は p. 36)

問8 IM　アタラックス-P 注射液（25mg／mL）1A　　　　　　　　　点

㉚注射	㉛ 皮下筋肉内	回	
	㉜ 静 脈 内	回	
	㉝ そ の 他	回	

問9 IM　アタラックス-P 注射液（50mg／mL）0.7A　　　　　　　　点

㉚注射	㉛ 皮下筋肉内	回	
	㉜ 静 脈 内	回	
	㉝ そ の 他	回	

問10 アドナ注（静脈用）100mg 1A　　　　　　　　　　　　　　　点

㉚注射	㉛ 皮下筋肉内	回	
	㉜ 静 脈 内	回	
	㉝ そ の 他	回	

問11 IM　ソセゴン注射液 15mg 1A，アタラックス-P 注射液（25mg／mL）1A を混注　　点

㉚注射	㉛ 皮下筋肉内	回	
	㉜ 静 脈 内	回	
	㉝ そ の 他	回	

ヒント 混合注射または混注とは，2種類以上の注射薬剤を混ぜ合わせて1回に注射すること。

注射

問 12　IV　ガスター注射液 20mg 1A，生理食塩液 1A を混注　　　　　　　　　　　　　　　点

	31	皮下筋肉内	回	
30注射	32	静 脈 内	回	
	33	そ の 他	回	

問 13　点滴注射　ソリタ−T3 号輸液 500mL　1 袋　　　　　　　　　　　　　　　　　　点

	31	皮下筋肉内	回	
30注射	32	静 脈 内	回	
	33	そ の 他	回	

問 14　点滴注射　ブドウ糖注射液 5% 500mL　3 袋，ブドウ糖注射液 5% 250mL　1
　　　瓶，ブドウ糖注射液 5% 50mL　1 瓶　　　　　　　　　　　　　　　　　　　　　点

	31	皮下筋肉内	回	
30注射	32	静 脈 内	回	
	33	そ の 他	回	

問 15　IM　アプレゾリン注射用 20mg 1A（Aq5mL 使用）　　　　　　　　　　　　　　点

	31	皮下筋肉内	回	
30注射	32	静 脈 内	回	
	33	そ の 他	回	

問 16　関節腔内注射（左膝）　ケナコルト−A 筋注用関節腔内用水懸注 40mg／1mL
　　　0.5 瓶　　　　　　　　　　　　　　　　　　　　　　　　　　　　　　　　　　点

	31	皮下筋肉内	回	
30注射	32	静 脈 内	回	
	33	そ の 他	回	

問 17　3 歳の患者，経口によるビタミンの摂取が困難と判断し，点滴注射を行っ
　　　た。ブドウ糖注射液 5% 100mL 1 袋，ビタミンC注「フソー」100mg 1A，ビ
　　　タミン B_1 注 10mg「イセイ」1A　　　　　　　　　　　　　　　　　　　　　点

	31	皮下筋肉内	回	
30注射	32	静 脈 内	回	
	33	そ の 他	回	

問 18

レミゲン静注 20mL 2A
アスコルビン酸注射液 500mg 1A
グルタチオン注射用 200mg「タイヨー」1A

				点

㉚ 注 射	㉛	皮下筋肉内	回	
	㉜	静 脈 内	回	
	㉝	そ の 他	回	

●薬価基準等（B　実技計算問題用）

品名	規格・単位		薬価（円）	品名	規格・単位		薬価（円）
【注射薬】				ソセゴン注射液 15mg	15mg 1 管	向	89.00
アスコルビン酸注射液	500mg 1 管	静	84.00	ソリタ－T3 号輪液	500mL 1 袋		176.00
アタラックス-P 注射液 (25mg/mL)	2.5% 1mL 1 管		57.00	注射用水	5mL 1 管		62.00
アタラックス-P 注射液 (50mg/mL)	5% 1mL 1 管		59.00	ビタミン B₁ 注 10mg「イセイ」	10mg 1 管		84.00
アドナ注（静脈用）100mg	0.5% 20mL 1 管	静	132.00	ビタミン C 注「フソー」100mg	100mg 1 管		84.00
アプレゾリン注射用 20mg	20mg 1 管	Aq	233.00	ブドウ糖注射液	5% 50mL 1 瓶		145.00
ガスター注射液 20mg	20mg 2mL 1 管		146.00	ブドウ糖注射液	5% 100mL 1 袋		151.00
後 グルタチオン注射用 200mg「NIG」	200mg 1 管	Aq	129.00	ブドウ糖注射液	5% 250mL 1 瓶		284.00
ケナコルト-A 筋注用関節腔内用水懸注 40mg/1mL	40mg 1 瓶		785.00	ブドウ糖注射液	5% 500mL 1 袋		243.00
生理食塩液「NP」	20mL 1 管	静	121.00	後 レミゲン静注 20mL	20mL 1 管	静	57.00

●薬価基準等（C　実技レセプト作成問題用）

品名	規格・単位		薬価（円）	品名	規格・単位	薬価（円）
【内用薬】				【外用薬】		
ジルテック錠 5	5mg 1 錠		20.20	ロキソニンテープ 50mg	7cm × 10cm 1 枚	12.90
レバミピド錠 100mg「トーワ」	100mg 1 錠		10.10			
ロキソニン錠 60mg	60mg 1 錠		10.10			
【注射薬】						
アルツディスポ関節注 25mg	1% 2.5mL 1 筒		733.00			
強力ネオミノファーゲンシー静注 20mL	20mL 1 管	静	122.00			

ワンポイント・アドバイス 📝

　実際のカルテには，IM や IV（※）といった略号は書かれていません。認定試験対策等の勉強と実務とでは違うことが多々ありますが，そのあたりは柔軟に対応が必要です。実務でわからないことがあれば，素直に先輩や上司の方達に教えてもらいましょう。

※IM…皮内・皮下・筋肉内注射
　IV…静脈内注射
　DIV…点滴注射

実技レセプト作成問題／注射

次の各問のカルテから，レセプトを作成しなさい。（薬価は p. 36）

問19 診療所／内科・皮膚科　薬剤師常勤

　　　　診療時間：月曜～金曜　診療時間 9：00～19：00

医 科 診 療 録

氏名：村田　三郎　生年月日：昭和39年9月3日生　性別：男　被保険者との続柄：本人
保険者番号：01130012　記号・番号：8962・11654

傷　病　名	職務	開　始	終　了	転　帰	期間満了予定日
1）蕁麻疹	上外	令和 6年 8月 8日	年 月 日	治ゆ・死亡・中止	年 月 日

既往症・原因・主要症状・経過等	処方・手術・処置等
R6／8／8（木）19：50 夕食時，市販の握り寿司を食べた。 暫くして，顔が火照り出し，痒み伴う。 やがて上半身にも痒みが出てきた。 薬剤情報提供（文書） R6／8／9（金）9：30	8／8 　iv　強力ネオミノファーゲンシー静注20mL　2管 　Rp　ジルテック錠5　1T／痒い時服用　5回分 8／9 　強力ネオミノファーゲンシー静注20mL　1管

解答用レセプト

傷病名	(1) (2) (3)			診療開始日	(1) (2) (3)	年　月　日 年　月　日 年　月　日	転帰	治ゆ 死亡 中止	診療実日数	保険 公費① 公費②	（　　床） 日 日 日

⑪	初　　　診	時間外・休日・深夜	回	点	公費分点数
⑫ 再 診	再　　　診	×	回		
	外来管理加算	×	回		
	時　間　外	×	回		
	休　　　日	×	回		
	深　　　夜	×	回		
⑬	医学管理				

⑳ 投 薬	㉑内服	薬剤		単位
		調剤	×	回
	㉒屯服	薬剤		単位
	㉓外用	薬剤		単位
		調剤	×	回
	㉕処　　方		×	回
	㉖麻　　毒			回
	㉗調　　基			
㉚ 注 射	㉛皮下筋肉内			回
	㉜静　脈　内			回
	㉝そ　の　他			回

療養の給付	保険	請求	点	※決定	点	一部負担金額 円
						減額　割（円）免除・支払猶予

問20 診療所／内科・外科・整形外科

〔**届出等**（基準を満たすものを含む）〕明細書発行体制等加算　薬剤師常勤　休診日：日曜・祝日

医 科 診 療 録

氏名：佐藤アイ子　生年月日：昭和29年8月30日生　性別：女　世帯主との続柄：妻
保険者番号：271000　記号・番号：30-27・83964

傷　病　名	職務	開　始	終　了	転　帰	期間満了予定日
1) 変形性膝関節症（両側）（主）	上外	令和 4年6月 6日	年月 日	治ゆ・死亡・中止	年月 日
2) リウマチの疑い	上外	令和 6年6月 5日	年月 日	治ゆ・死亡・中止	年月 日

既往症・原因・主要症状・経過等	処方・手術・処置等
R6／6／5（水） 膝痛（＋＋） 歩行困難な日がある いつもの薬を処方 R6／6／25（火） 変わらず痛み有るが，注射後軽減	6／5 Rp ①ロキソニン錠60mg 3T 　　　レバミピド錠100mg「トーワ」3T 　　　分3 毎食後 ×14TD 　　②ロキソニンテープ50mg（7cm×10cm） 　　　7枚×3袋（1日1枚） 関節腔内注射（両膝） アルツディスポ関節注25mg1%　各1筒 6／25 Rp ①　do 　　②　do×5袋（1日1枚） 関節腔内注射　do

解答用レセプト

（　　　床）

傷病名	(1)					診療開始日	(1)	年	月	日	転帰	治ゆ	死亡	中止	診療実日数	保険		日
	(2)						(2)	年	月	日						公費①		日
	(3)						(3)	年	月	日						公費②		日

⑪	初　　診	時間外・休日・深夜	回	点	公費分点数	
⑫再診	再　　診	×	回			
	外来管理加算	×	回			
	時　間　外	×	回			
	休　　日	×	回			
	深　　夜	×	回			
⑬	医学管理					

⑳投薬	㉑内服	薬剤		単位	
		調剤	×	回	
	㉒屯服 薬剤			単位	
	㉓外用	薬剤		単位	
		調剤	×	回	
	㉕処　　方	×	回	
	㉖麻　　毒		回	
	㉗調　　基			
㉚注射	㉛皮下筋肉内		回	
	㉜静　脈　内		回	
	㉝そ　の　他		回	

療養の給付	保険	請求	点	※決定	点	一部負担金額　円
						減額　割（円）免除・支払猶予

➡ 解答は p.99〜

7 処置

処置料は，これまでとは違う算定方法が出てくるため，戸惑う場合もあるかもしれませんが，点数表の通則等をしっかりと読み，慣れていきましょう。

処置料の算定

[処置料] ＝処置手技料＋処置医療機器等加算＋薬剤料（比例計算）＋特定保険医療材料料

- 処置料＋「注」の加算
- 1回の処置に使用したすべての薬剤の合計金額が 15 円超から算定する（2 点以上から算定）。
- 材料価格÷10 ＝□ 点（端数は四捨五入）
  通常使用される包帯（頭部・頸部・躯幹等固定用伸縮性包帯を含む），ガーゼ等の衛生材料，患者の衣類などに関するものは，所定点数に含まれているため別に算定できない。

A 学科問題／処置

次の各問の内容が正しければ○，間違っていれば×をつけなさい（特に記載のない場合，診療所とする）。

問1 8月2日，初回の熱傷処置（範囲 500cm²〜3000cm²）を行った患者。10月5日の処置は創傷処置と判断して算定した。

問2 手術後の患者に対し創傷処置（100cm²）を1日に2回行ったため，点数も2回算定した。

問3 2歳の患者に対し胃持続ドレナージを本日（8日）開始したので，胃持続ドレナージに乳幼児加算を加算して算定した。

問4 人工腎臓を夜間に開始し，午前0時を過ぎて終了した（実施時間3時間）ので，2日として算定した。

問5 患者に人工呼吸を1時間30分行い，その際，呼吸心拍監視と酸素吸入も行ったので，同時に算定した。

問6 面皰圧出法の点数は，顔面，前胸部，上背部等に面皰が多発した場合に算定できる。

問7 眼科で眼処置を行った患者に洗眼と点眼も行ったため，それぞれ算定した。

問8 眼科で，上下の眼瞼それぞれから多数の睫毛を抜去した。上眼瞼と下眼瞼の睫毛抜去と判断して，90点を算定した。

問9 超音波ネブライザと酸素療法を併せて行ったため，両方算定した。

問 10 在宅寝たきり患者処置指導管理料を算定している患者に肛門処置を行ったの
で，肛門処置の点数を算定した。

問 11 救命のための気管内挿管と人工呼吸を併せて行ったので，両方算定した。

問 12 人工膵臓療法（届出あり）を 5 日間実施した患者。1 日につき点数を算定で
きると判断して，5 日分算定した。

Ｂ 実技計算問題／処置

次の各問の内容を読み，処置料を算定し，レセプトの空欄を埋めなさい（特に記載のない場合，診療所とする）。

問 13 30 歳の患者に診療時間内，皮膚科軟膏処置（範囲 300㎠，左下腿部）を行った。 点

㊵処置		回	
	薬　剤		

問 14 右足底部に胼胝ができた 58 歳の患者に当月 3 回胼胝処置を行った。 点

㊵処置		回	
	薬　剤		

問 15 49 歳の両肩関節周囲炎の患者に器具を使った消炎鎮痛等処置を同一日，両
肩に行った。 点

㊵処置		回	
	薬　剤		

問 16 右足首捻挫の 18 歳の初診患者に絆創膏固定術を行った。 点

㊵処置		回	
	薬　剤		

問 17 診療時間 9：00〜17：00 の病院（100 床）。通常診療日である令和 6 年 6 月 6
日（木）午後 9 時過ぎ，29 歳女性が食事の支度中にやけどをして緊急来院し
た。両下肢に熱傷Ⅱ度（範囲 600〜700㎠）と診断し，熱傷処置を行った。 点

㊵処置		回	
	薬　剤		

問18 60歳の人工腎臓の患者に，3日の診療時間内に慢性維持透析「1」を4時間30分行った。（導入月ではない）

点

㊵処置		回	
	薬　剤		

問19 10歳の外来患者に簡単な耳垢栓除去（両側）と両耳処置を併せて行った。（耳鼻咽喉科）

点

㊵処置		回	
	薬　剤		

問20 8歳の外来患者に吸入とネブライザを併せて行った。（耳鼻咽喉科）

点

㊵処置		回	
	薬　剤		

問21 3歳の患者の両耳に耳垢栓塞除去（複雑なもの）を行った。（耳鼻咽喉科）

点

㊵処置		回	
	薬　剤		

問22 70歳の患者に大型ボンベを使用し，酸素吸入（300L）を診療時間内に行った。（大型ボンベ　0.42円／L）

酸素吸入 [　　] 点　　酸素加算 [　　] 点

㊵処置		回	
	薬　剤		

問23 63歳の患者に定置式液化酸素（CE）を使用し，酸素吸入を行った（酸素4L／分）。11：00開始〜17：00終了。（液化酸素CE　0.19円／L）

酸素吸入 [　　] 点　　酸素加算 [　　] 点

㊵処置		回	
	薬　剤		

実技レセプト作成問題／処置

次の各問のカルテから，レセプトを作成しなさい。(薬価は p. 43) 🔍 **ヒント** 届出等確認しましょう！

問24 診療所／耳鼻咽喉科 〔**届出等**（基準を満たすものを含む）〕明細書発行体制等加算 休診日：日曜・祝日

医 科 診 療 録

氏名：吉田　久子	生年月日：昭和36年4月27日生	性別：女	被保険者との続柄：妻

保険者番号：06400980	記号・番号：1609・7606	被保険者氏名：吉田　雅夫

傷　病　名	職務	開　始	終　了	転　帰	期間満了予定日
1) 急性喉頭炎	上外	令和 6年 9月 4日	年 月 日	治ゆ・死亡・中止	年 月 日
2) アレルギー性鼻炎	上外	令和 6年 9月 20日	年 月 日	治ゆ・死亡・中止	年 月 日

既往症・原因・主要症状・経過等	処方・手術・処置等
R6／9／4（水） 咳（＋），喉に異物感あり 過去に喫煙歴あり R6／9／20（金） くしゃみ，鼻水，鼻づまり（＋＋） 薬剤情報提供（文書）	9／4 鼻処置 間接喉頭鏡下喉頭処置（喉頭注入含む） ネブライザ ┌ ホスミシンS耳科用3%　1mL ├ リンデロン点眼・点耳・点鼻液0.1%　0.5mL └ 滅菌精製水　2mL 9／20 ネブライザ ┌ ザジテン点鼻液0.05%　0.1瓶 ├ リンデロン点眼・点耳・点鼻液0.1%　0.5mL └ 滅菌精製水　2mL Rp①セチリジン塩酸塩錠10mg「イワキ」1錠 　　　1日1錠 × 14TD 　②ナゾネックス点鼻液50μg56噴霧用　1瓶

解答用レセプト
（　　　床）

傷病名	(1)		診療開始日	(1)	年 月 日	転帰	治ゆ	死亡	中止	診療実日数	保険		日
	(2)			(2)	年 月 日						公費①		日
	(3)			(3)	年 月 日						公費②		日

⑪ 初　　診	時間外・休日・深夜 回	点	公費分点数
⑫ 再診	再　　診	× 回	
	外来管理加算	× 回	
	時　間　外	× 回	
	休　　日	× 回	
	深　　夜	× 回	
⑬ 医学管理			

⑳ 投薬	㉑内服	┌薬剤	単位	
		└調剤	× 回	
	㉒屯服	薬剤	単位	
	㉓外用	┌薬剤	単位	
		└調剤	× 回	
	㉕処　方	× 回	
	㉖麻　毒	回	
	㉗調　基		

⑳処置		回
	薬　剤	

療養の給付	保険	請求	点	※決定	点	一部負担金額 円
						減額 割(円) 免除・支払猶予

問25 診療所／整形外科 〔**届出等**（基準を満たすものを含む）〕明細書発行体制等加算　薬剤師常勤

　　　　休診日：日曜・祝日

<h2 style="text-align:center">医 科 診 療 録</h2>

氏名：岡本　肇　生年月日：昭和30年10月3日生　性別：男　世帯主との続柄：本人
保険者番号：131922　記号・番号：68-03・996

傷 病 名	職務	開　始	終　了	転　帰	期間満了予定日
1）頸肩腕症候群（主）	上外	令和 5年 7月 5日	年 月 日	治ゆ・死亡・中止	年 月 日
2）右肩関節痛	上外	令和 6年 3月 7日	年 月 日	治ゆ・死亡・中止	年 月 日

既往症・原因・主要症状・経過等	処方・手術・処置等
R6／3／7（木） 　腕が上がらない 　痛み（肩・頸）（＋） 　貼付剤は肩と頸それぞれに1日1枚貼るよう指示	3／7 　Rp　ボルタレンテープ 15mg（7cm×10cm） 　　　　　　　　　7枚×9袋（1日2枚） 　消炎鎮痛等処置（器具等）
R6／3／15（金）	3／15 　消炎鎮痛等処置　do
R6／3／22（金） 　薬剤情報提供（文書）	3／22 　消炎鎮痛等処置　do 　Rp ロキソプロフェン錠60mg「EMEC」3T 　　　セルベックスカプセル 50mg　3C　分3　毎食後　×14TD

解答用レセプト

（　　　床）

傷病名	(1) (2) (3)				診療開始日	(1) (2) (3)	年 月 日 年 月 日 年 月 日	転帰	治ゆ 死亡 中止	診療実日数	保険 公費① 公費②	日 日 日

⑪	初　　診	時間外・休日・深夜	回	点	公費分点数
	再　　診	×	回		
⑫ 再診	外来管理加算	×	回		
	時　間　外	×	回		
	休　　日	×	回		
	深　　夜	×	回		
⑬	医学管理				

⑳ 投薬	㉑内服	薬剤		単位		
		調剤	×	回		
	㉒屯服	薬剤		単位		
	㉓外用	薬剤		単位		
		調剤	×	回		
	㉕処　　方		×	回		
	㉖麻　　毒			回		
	㉗調　　基					

⑩ 処置		回	
	薬　剤		

療養の給付 保険	請求 点	※決定 点	一部負担金額 円
			減額 割（円）免除・支払猶予

●薬価基準等

品名	規格・単位	薬価（円）	品名	規格・単位	薬価（円）
【内用薬】			ナゾネックス点鼻液 50μg56噴霧用	5mg10g 1瓶	856.40
後 セチリジン塩酸塩錠 10mg「イワキ」	10mg 1錠	10.10	ホスミシンS耳科用3%	30mg 1mL	
セルベックスカプセル 50mg	50mg 1カプセル	9.60	（溶解後の液として）		81.40
後 ロキソプロフェン錠 60mg「EMEC」	60mg 1錠	9.80	ボルタレンテープ 15mg	7cm×10cm 1枚	12.30
【外用薬】			滅菌精製水（容器入り）	10mL	2.70
ザジテン点鼻液 0.05%	6.048mg 8mL 1瓶	439.70	リンデロン点眼・点耳・点鼻液 0.1%	0.1% 1mL	52.60

➡ 解答は p.103～

8 手術

手術の部には「第1節　手術」「第2節　輸血」があります。

1 第1節　手術

手術名には，処置名と似たものがあります。通則は1～21まであります。通知も含めて必ず目を通しておきましょう。

手術料の算定

［手術料］　手術料（＋注加算）＋ 通則1～21（＋薬剤料）（＋特定保険医療材料料）
　　　　　　　↑　　　　↑　　　　　　　　　　　　　　　（＋手術医療機器等加算）
　　　　　　　A　　　　B

具体的には，以下の順に考えてみましょう。

手順①　点数表から**手術**の所定点数を探す。

手順②　注の加算があるか確認する。

手順③　年齢加算，時間外等加算があるか確認する。（通則7・8）（通則12）

通則7・8　年齢加算の算定方法

低体重児の場合	未満	……(A＋B)×4
新生児の場合	新	……(A＋B)×3
3歳未満の場合	乳幼	……(A＋B)×1
6歳未満の場合	幼	……(A＋B)×0.5

（端数四捨五入）

※A：手術の所定点数
　B：「注」の加算

通則12　時間外等加算の算定方法

イ届	時間外の場合　……(A＋B)×0.8	外
	休日・深夜の場合…(A＋B)×1.6	休 深

ロ	時間外の場合　……(A＋B)×0.4	外
	休日・深夜の場合…(A＋B)×0.8	休 深

（端数四捨五入）

（時間外加算は外来患者・引き続き入院患者のみ）

通則7・8＋通則12　年齢加算・時間外等加算の両方がある場合

手術料 ＝〔手術の基本点数＋注加算※〕＋〔所定点数×年齢加算〕＋〔所定点数×時間外等加算〕
　　　　　　　　　　　　所定点数　　　↑※手術医療機器等加算は含まない

通則14　複数手術（同じ手術野に2つ以上の手術を同時に行った場合）の算定

①原則的には，点数の高いほうのみを算定する。
②ただし，「主・従」の関係が決められた手術は，「**主＋（従×0.5）＝手術料**」で算定する。
③また，同時算定が可能な手術は，それぞれの所定点数を合算して算定する。

A 学科問題／手術

次の各問の内容が正しければ○，間違っていれば×をつけなさい（問12は，A～Hのなかから正しいものをすべて選びなさい）。

問1　虫垂切除術と盲腸縫縮術を同時に行ったため，それぞれの点数を算定した。

問2　妊娠9カ月の患者が前置胎盤の疑いで入院。子宮出血の止血剤注射後，帝王切開の準備のため，諸器械の消毒をした。その後出血が止まり，帝王切開することなく分娩したが，消毒に要した諸経費は保険給付の対象とした。

問3　頸部の創傷処理を行った際，真皮縫合も行ったため，真皮縫合加算を算定した。

問4 両側の肺を手術した場合，対称器官と判断し，片側ずつ点数を算定できる。

問5 子宮全摘術，子宮附属器癒着剥離術（両側）「1」（開腹によるもの）を同時に行ったため，子宮附属器癒着剥離術は 50／100 で算定した。

問6 左前腕に骨折非観血的整復術を行い，ギプスを使用したため，ギプス料も算定した。

問7 骨移植術を行うため，移植用に健骨を採取し，それを複数箇所に移植した。この場合，骨移植術は移植した箇所数分を算定できる。

問8 爪床間にトゲが刺さった患者が来院。爪甲除去（麻酔なし）を行ったため，爪甲除去術を算定した。

問9 入院中の患者の病状急変により日曜日に緊急手術を行ったが，入院中の患者に対する休日加算は算定できない。

問10 角膜移植術を行うに際し角膜を採取・保存するために要した費用は別に算定できる。

問11 鼓膜切開術を行い，イオントフォレーゼを使用したので，イオントフォレーゼ加算も算定した。

問12 真皮縫合を行う「露出部」とはどれか（該当するものをすべて選びなさい）。
A：頭部　　　B：頸部　　　C：上肢（肘関節部を含む上腕～前腕）
D：下肢（膝関節を含む大腿～下腿）　　E：指　　　F：かかと
G：上肢（肘関節以下）　　H：下肢（膝関節以下）

問13 腹腔鏡下胃切除術と腹腔鏡下腎摘出術は，同一皮切により行うことのできる範囲内なので，「同一手術野又は同一病巣」に該当すると判断してよい。

Ⓑ 実技計算問題／手術

次の各問の内容を読み，手術の部の点数を算定しなさい。

問14 18歳の患者。皮膚切開術（10cm の膿瘍）を診療時間内に行った。　　点

問15 26歳の女性患者。診療時間内。前額部に創傷処理（筋肉・臓器に達しないもの）長径8cm，真皮縫合，デブリードマンを行った。　　点

問16 小児肘内障の5歳の外来患者。診療時間内。関節脱臼非観血的整復術を行った。　　点

問17 30歳の患者。診療時間内。左右の眼に対し霰粒腫摘出術を行った。　　点

問18 58歳の外来患者。診療時間外。両眼の結膜下異物除去術を緊急で行った（時間外等加算に関する届出なし）。　　点

次の各問を読み，手術の部の点数を算定し，レセプトの空欄を埋めなさい。薬剤等が使用されている場合は，それも算定・記載しなさい。

問 19　58 歳の患者。休診日（日曜日）だった 22 日に肛門周囲膿瘍切開術を緊急で行った（時間外等加算に関する届出なし）。使用薬剤：リドカイン注射液 2A

(50) 手麻 術酔	回 薬　剤	

問 20　65 歳の患者。15 日の診療時間内。悪性腫瘍のため胃切除術（リンパ節郭清等を伴う）を行った。自動縫合器 1 個，自動吻合器 1 個使用。

(50) 手麻 術酔	回 薬　剤	

問 21　45 歳の患者。3 日の診療時間外。顎関節脱臼非観血的整復術を行った（時間外等加算に関する届出なし）。

(50) 手麻 術酔	回 薬　剤	

問 22　38 歳の患者。5 日の診療時間内。右第 1 趾に陥入爪手術（簡単なもの）を行った。局所麻酔：キシロカイン注射液 1% 10mL バイアル

(50) 手麻 術酔	回 薬　剤	

●薬価基準等（B　実技計算問題用）

品　名	規格・単位	薬　価（円）
【注射薬】		
キシロカイン注射液 1%	1% 10mL バイアル	110.00
リドカイン注射液	0.5% 3mL 1 管	119.00

●薬価基準等（C　実技レセプト作成問題用）

品名	規格・単位	薬価（円）	品名	規格・単位	薬価（円）
【内用薬】			**【外用薬】**		
メイアクト MS 錠 100mg	100mg 1 錠	56.60	ゲンタシン軟膏 0.1%	1mg 1g	11.00
【注射薬】			デルモゾール G 軟膏	1g	27.70
大塚生食注	500mL 1 瓶	236.00	リンデロン -VG 軟膏 0.12%	1g	27.70
キシロカイン注射液 1%	1% 10mL バイアル	110.00			

実技レセプト作成問題／手術

次の各問のカルテから，レセプトを作成しなさい。（薬価は p. 46）

問23 有床診療所 〔**届出等**（基準を満たすものを含む）〕明細書発行体制等加算

休診日：木曜・日曜・祝日

医 科 診 療 録

氏名：南野　貴史　生年月日：昭和 40 年 11 月 10 日生　性別：男　被保険者との続柄：本人
保険者番号：06133490　記号・番号：123・0028

傷　病　名	職務	開　　始	終　　了	転　　帰	期間満了予定日
1）両下肢湿疹	上外	令和6年7月5日	年月日	治ゆ・死亡・中止	年月日
2）背部慢性膿皮症	上外	令和6年7月5日	年月日	治ゆ・死亡・中止	年月日

既往症・原因・主要症状・経過等	処方・手術・処置等
R6／7／5（金） 　ゲンタシンは背部，デルモゾールは両下肢に塗るよう 　指示	7／5 　Rp ①ゲンタシン軟膏　0.1%　10g 　　　②デルモゾール G 軟膏　30g 　　　院外処方箋発行 　皮膚科軟膏処置（500㎠～3000㎠未満）（両下肢） 　リンデロン -VG 軟膏 0.12% 4g
R6／7／12（金）	7／12 　皮膚科軟膏処置 do
R6／7／16（火） 　貯留した膿を排出	7／16 　皮膚切開術（長径 10cm 未満）（背部） 　キシロカイン注射液 1%2mL 　Rp ③メイアクト MS 錠 100mg 3T　　分 3／7TD 　　　院外処方箋発行
R6／7／17（水） 　両下肢に照射（全箇所合わせて 5 分）	7／17 　創傷処置（背部）100㎠未満 　皮膚科光線療法 1（両下肢）

解答用レセプト

															（　床）
傷病名	(1)						診療開始日	(1)　　年　　月　　日		転帰	治ゆ	死亡	中止	診療実日数	保険	日
	(2)							(2)　　年　　月　　日							公費①	日
	(3)							(3)　　年　　月　　日							公費②	日

⑪	初　　診		時間外・休日・深夜	回	点	公費分点数
⑫ 再 診	再　　　　診	×	回			
	外来管理加算	×	回			
	時　間　外	×	回			
	休　　　日	×	回			
	深　　　夜	×	回			

⑪ 処置		回		
	薬　　剤			
⑩ 手術 麻酔		回		
	薬　　剤			

⑩ その他	処　方　箋	回		
	薬　　剤			

療養の給付	保険	請求	点	※決定	点	一部負担金額　円
						減額　割（円）免除・支払猶予

問24 有床診療所 〔届出等（基準を満たすものを含む）〕明細書発行体制等加算

休診日：土曜午後・日曜・祝日

<h2 style="text-align:center">医 科 診 療 録</h2>

氏名：磯野　はるか　生年月日：平成30年8月19日生　性別：女　被保険者との続柄：子
保険者番号：01130012　記号・番号：1008・5070　被保険者氏名：磯野　啓司

傷 病 名	職務	開 始	終 了	転 帰	期間満了予定日
1) 左外耳道異物	上外	令和6年 8月18日	令和6年 8月19日	⸨治ゆ⸩死亡・中止	年 月 日

既往症・原因・主要症状・経過等	処方・手術・処置等
R6／8／18（日）10:00 　自宅で遊んでいて耳にビーズを入れ，取れなくなった 　ピンセットで取れないので吸引除去 R6／8／19（月）9:40 　問題なし	8／18 　左外耳道異物除去（単純なもの） 8／19 　耳処置

解答用レセプト

（　　床）

傷病名	(1) (2) (3)				診療開始日	(1) 年 月 日 (2) 年 月 日 (3) 年 月 日	転帰	治ゆ	死亡	中止	診療実日数	保険 公費① 公費②	日 日 日

⑪ 初 診	時間外・休日・深夜	回	点	公費分点数
⑫ 再 診	再 診 × 回			
	外来管理加算 × 回			
再診	時 間 外 × 回			
	休 日 × 回			
	深 夜 × 回			
⑬ 医学管理				

⑳ 投薬	㉑内服 ┌薬剤	単位	
	└調剤 ×	回	
	㉒屯服 薬剤	単位	
	㉓外用 ┌薬剤	単位	
	└調剤 ×	回	
	㉕処 方 ×	回	
	㉖麻 毒	回	
	㉗調 基		
㉚注射	㉛皮下筋肉内	回	
	㉜静 脈 内	回	
	㉝そ の 他	回	
㊵処置	薬 剤	回	
㊿手術麻酔	薬 剤	回	

療養の給付	保険	請求 点	※決定 点	一部負担金額 円
				減額 割（円）免除・支払猶予

➡ 解答は p.106〜

2 第2節 輸血

輸血には，手術をした際に行う場合と，手術を伴わず輸血だけを行う場合があります。輸血の考え方や算定方法が理解できれば，手術との組み合わせもむずかしくありません。ここでは，輸血料の算定を練習しましょう。

輸血料の算定

[輸血料] 　輸血料（＋薬剤料）（＋特定保険医療材料料）

手順① 　輸血の方法と輸血量を確認する

手順② 　血液交叉試験は何回するか確認する 　……………………30点／1回

手順③ 　間接クームス検査は何回するか確認する 　……………47点／1回

手順④ 　コンピュータクロスマッチを行ったか確認する 　………30点／1回

手順⑤ 　血液型（ABO・Rh方式）検査はあるのか確認する 　…54点

手順⑥ 　不規則抗体検査を実施したか確認する 　……………………197点／月1回（ただし頻回の場合：1週間に1回＋197点）

手順⑦ 　年齢加算（6歳未満）があるのか確認する 　…………26点

手順⑧ 　その他の加算があるか確認する

手順⑨ 　血液料

【レセプトの書き方例】

| ⑤ 手麻 術酔 | | 2回 | 998 | ⑤ | 保存血液輸血（140mL）血液交叉試験・間接クームス各1回 ABO・Rh 不規則抗体検査 赤血球液－LR「日赤」200mL由来1袋 輸管Ⅰ | 778 × 1 860 × 1 220 × 1 |
| | 薬剤 | | 860 | | | |

A 学科問題／輸血

次の各問の内容が正しければ○，間違っていれば×をつけなさい。

問1 　輸血料は200mLを算定単位（6歳以上）とし，その端数を増すごとに所定点数を算定する。

問2 　輸血と補液を同時に行った場合，輸血量と補液量は別々に算定してよい。

問3 　自己血輸血を算定する場合の血液量は，手術のために予め貯血しておいた量である。

問4 　輸血に伴ってABO式およびRh式血液型検査を行ったため，所定点数に54点加算した。

問5 　6歳未満の患者に輸血を行った場合，所定点数に乳幼児加算を算定できる。

B 実技計算問題／輸血

次の各問を読み，輸血料を算定しなさい。そのうえで，レセプトの空欄を埋めなさい。（輸血に伴う患者に対する説明は行われているものとする）

問 6　人工関節の手術を当月（5 月 24 日）行う予定の 70 歳の患者。手術中輸血が必要になる場合があるため，外来にて自己血 400mL を採血し，液状保存した。

(50) 手麻 術酔	回 薬　　剤	

問 7　20 歳の患者。保存血輸血 400mL（初回，人全血液 400mL 1 袋）を行うため，医師が患者本人に文書による説明を行い，そのうえで手術を実施。血液交叉試験，間接クームス検査，ABO 式および Rh 式血液型検査を行った。

(50) 手麻 術酔	回 薬　　剤	

●薬価基準等（B　実技計算問題用）

品　名	規格・単位	薬　価（円）
【注射薬】 人全血液-LR「日赤」	血液 400mL に由来する血液量 1 袋	16,700.00

●薬価基準等（C　実技レセプト作成問題用）

品　名	規格・単位	薬　価（円）
【内用薬】 フェロ・グラデュメット錠 105mg	105mg 1 錠	6.10

ちょっと休憩

血液型って何種類？

輸血の際，感染症等を防ぐため「ABO 式及び Rh 式血液型」検査を行いますが，実は血液型は，人種や生き物によって違いがあり，発見されている血液型だけでも数百種類あるのだそうです。

血液型は赤血球の表面上の抗原性の違いで分類されます。白血球や血小板にも異なる型があり，その組み合わせによって決まる血液型は膨大な数にのぼるため，一卵性双生児でもない限り世界中を探しても自分とまったく同じ血液型の人はいないそうです。

日本で他国の人が手術を受ける場合など，日本人にとって稀な血液型が必要になることもあるので，日本赤十字社では各国赤十字社に要請して確保するようにしています。

実技レセプト作成問題／輸血

次の各問のカルテから，レセプトを作成しなさい。(薬価は p. 50)

問8　一般病院（一般病床190床），薬剤師常勤　**診療時間**：9：00〜17：00　**休診日**：日曜・祝日

医 科 診 療 録

氏名：中川　美砂　生年月日：昭和58年8月23日生　性別：女　被保険者との続柄：本人
保険者番号：32270316　記号・番号：8432・5670

傷　病　名	職務	開　始	終　了	転　帰	期間満了予定日
1) 甲状腺機能亢進症（主）	上外	令和 1年 11月 15日	年 月 日	治ゆ・死亡・中止	年 月 日
2) 子宮筋腫	上外	令和 5年 9月 4日	年 月 日	治ゆ・死亡・中止	年 月 日
3) 鉄欠乏性貧血	上外	令和 6年 10月 7日	年 月 日	治ゆ・死亡・中止	年 月 日

既往症・原因・主要症状・経過等	処方・手術・処置等
R6／10／7（月） 　甲状腺の数値が正常範囲になったので，来月子宮筋腫 　核出術施行予定（11月5日） 　自己血輸血の為，週1回来院，800mL 貯血予定 　(患者に説明し文書手渡す) 凍結保存 　車の運転，食事などの注意をする 　薬剤情報提供（文書） R6／10／15（火）　婦人科 R6／10／21（月）　婦人科 　内科 　診察のみ　療養管理指導 R6／10／28（月）　婦人科	10／7 血液型（ABO 式及び Rh 式） 自己血貯血 イ (2) 200mL Rp フェロ・グラデュメット錠105mg 2T／10TD 10／15 自己血貯血 イ (2) 200mL 10／21 　自己血貯血　do 　Rp　do 10／28 　自己血貯血　do

解答用レセプト

（　　　床）

傷病名	(1)			診療開始日	(1)	年	月	日	転帰	治ゆ 死亡 中止	診療実日数	保険	日
	(2)				(2)	年	月	日				公費①	日
	(3)				(3)	年	月	日				公費②	日

⑪ 初 診	時間外・休日・深夜	回	点	公費分点数
⑫ 再診	再　　診	×	回	
	外来管理加算	×	回	
	時　間　外	×	回	
	休　　日	×	回	
	深　　夜	×	回	
⑬ 医学管理				

⑳ 投薬	㉑内服	薬剤	単位	
		調剤	×	回
	㉒屯服	薬剤	単位	
	㉓外用	薬剤	単位	
		調剤	×	回
	㉕処　方	×	回	
	㉖麻　毒			
	㉗調　基			

㊿ 手術麻酔		回	
	薬　剤		

療養の給付	保険	請求	点	※決定	点	一部負担金額　円
						減額　割 (円) 免除・支払猶予

→ 解答は p.109

9 麻酔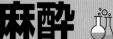

麻酔は，輸血とともに手術に使われる場合と，痛み止めの注射のような使い方をする場合があります。点数表などをしっかり読んで理解してください。

麻酔料の算定

麻酔の部は，「第1節　麻酔」と，「第2節　神経ブロック」がありますが，ここでは，まとめて麻酔料として考えます。

```
[麻酔料]           麻酔料      （＋注加算）      通則　1〜6
                    A             B         ＋ （＋薬剤料）
[神経ブロック料]   神経ブロック料（＋注加算）      （＋特定保険医療材料料）
```

「通則2」年齢加算	未熟児の場合	未	……………… (A＋B) × 2
	新生児の場合	新	
	乳児の場合	乳	……………… (A＋B) × 0.5
	1歳以上3歳未満の場合	幼	……………… (A＋B) × 0.2
「通則3」時間外加算等	時　間　外	外	……………… (A＋B) × 0.4
	休日・深夜	休 深	……………… (A＋B) × 0.8

※A：麻酔の所定点数　　B：「注」の加算

（時間外加算は外来患者・引き続き入院患者のみ）　　　　　　（端数四捨五入）

A 学科問題／麻酔

次の各問の内容が正しければ○，間違っていれば×をつけなさい。

問1　迷もう麻酔とは，実施時間が10分未満の吸入麻酔のことをいう。

問2　静脈麻酔による術中に偶発事故が起こり，酸素吸入，人工呼吸および注射を行った場合，それぞれの費用を算定できる。

問3　同一目的のため麻酔と神経ブロックを同日に行った場合，主たる麻酔の点数を算定する。

問4　閉鎖循環式全身麻酔と硬膜外麻酔を併施した場合，部位や麻酔実施時間に応じて硬膜外麻酔併施加算や麻酔管理時間加算を所定点数に加算できる。

問5　発症後3カ月以内の心筋梗塞の患者は，「マスク又は気管内挿管による閉鎖循環式全身麻酔が困難な患者」に該当する。

問6　麻酔管理料（I）の届出を行っている医療機関であれば，麻酔医以外が麻酔を実施した場合でも麻酔管理料を算定できる。

問7　神経ブロックと同一日にトリガーポイント注射も行った。別の部位だったので，両方算定した。

問 8 球後麻酔と顔面伝達麻酔を同時に行ったので，両方算定した。

問 9 麻酔管理料（Ⅱ）の届出を行っている医療機関で，幼児に対し手術時に閉鎖循環式全身麻酔を行ったので，麻酔管理料に通則による幼児加算を加算した。

問 10 体温維持療法は，心肺蘇生後の患者に対し，直腸温 36℃ 以下で 12 時間以上維持した場合に開始から 3 日間に限り算定できる。

◆**B** 実技計算問題／麻酔

次の各問を読み，麻酔料を算定しなさい（実施日時の指定がない場合は，診療時間内とする）。

問 11 55 歳の患者（麻酔困難患者ではない）にマスク又は気管内挿管による閉鎖循環式全身麻酔「5」を 2 時間 40 分行った。 _____ 点

問 12 38 歳の患者（麻酔困難患者ではない）にマスク又は気管内挿管による閉鎖循環式全身麻酔「5」（1 時間 30 分）と腰部硬膜外麻酔（1 時間 30 分）を併施した。 _____ 点

問 13 18 歳の患者が休日に緊急来院。脊椎麻酔を 1 時間 30 分行った。 _____ 点

問 14 2 歳の患者に静脈麻酔を短時間行った。 _____ 点

問 15 腰部椎間板ヘルニアの 47 歳の患者に腰部硬膜外ブロックを行った。 _____ 点

次の各問を読み，レセプトの空欄を埋めなさい。(薬価は p. 54)

問 16 肩関節周囲炎の患者 60 歳に肩甲上神経ブロックを行った。（10 日）
使用薬剤等：カルボカインアンプル注 0.5% 10mL　1A

㊾ 手術麻酔		回	
	薬　剤		

問 17 54 歳の患者に当月 4 日，12 日，28 日の 3 回，トリガーポイント注射を行った。使用薬剤等：ネオビタカイン注 2mL　1A

㊾ 手術麻酔		回	
	薬　剤		

問 **18** 麻酔管理料（Ⅰ），輸血管理料（Ⅰ）を届け出ている医療機関で，子宮筋腫核出術（腹式），マスク又は気管内挿管による閉鎖循環式全身麻酔「5」「ロ」（2時間15分），硬膜外麻酔（腰部）（2時間15分）を併施した。また，手術中に保存血輸血，血液交叉試験を行った。（麻酔薬剤，術前術後の処置，検査等省略）（実施日は16日）（手術料も算定しなさい）（麻酔科標榜医の麻酔前後の診察は行われたものとする）

使用薬剤等：液化酸素 CE　300L／亜酸化窒素　940g

セボフレン吸入麻酔液　90mL

保存血輸血（人全血液-LR「日赤」400mL 由来）　2袋

㊿	回	
手麻		
	薬　　剤	
術酔		

●薬価基準等

品名	規格・単位	薬価（円）	品名	規格・単位	薬価（円）
【注射薬】			【外用薬】		
カルボカインアンプル注 0.5%	0.5% 10mL 1管	103.00	亜酸化窒素〔マルワ〕	1g	3.20
ネオビタカイン注 2mL	2mL 1管	186.00	セボフレン吸入麻酔液	1mL	27.20
人全血液-LR「日赤」	血液 400mL に由来する血液量1袋	16,700.00	【その他】		
			液化酸素 CE	1L	0.19

ちょっと休憩

　世界で初めて全身麻酔での手術を成功させたのは，華岡青洲（はなおかせいしゅう）という日本人の医師です。青洲は紀州平山（現在の和歌山県紀の川市）の医師で，自身が開発した麻酔薬「通仙散」（つうせんさん）を用いて，当時欧米でも麻酔薬がないために死に至る病とされていた乳癌を全身麻酔で切除することに成功しました。1804年（文化元年）10月13日のことです。

　このことが日本中に知れ渡り，その時代に全国から乳癌患者が来るようになりました。「乳癌姓名録」という記録には152名におよぶ患者の名前が書かれています。

　ちなみに“近代麻酔の起源”とされるアメリカ人医師のエーテル麻酔による歯科手術の成功は，青洲の全身麻酔手術より40年以上後のことです。（県立和歌山医大病院等による）

C 実技レセプト作成問題／麻酔

次の各問のカルテから，レセプトを作成しなさい。

問 19 一般病院（一般病床 50 床）／外科・整形外科・麻酔科，薬剤師常勤　**休診日：日曜・祝日**

医 科 診 療 録

氏名：小林　正雄　生年月日：昭和39年3月10日生　性別：男　被保険者との続柄：本人
保険者番号：01270013　記号・番号：9702・145

傷 病 名	職務	開　始	終　了	転　帰	期間満了予定日
1）腰部椎間板ヘルニア	上外	令和6年10月21日	年月日	治ゆ・死亡・中止	年月日
2）腰椎変性辷り症	上外	令和6年10月21日	年月日	治ゆ・死亡・中止	年月日

既往症・原因・主要症状・経過等	処方・手術・処置等
R6／10／21（月） 　他院にて治療中だが，痛みが緩和しないと来院 　痛みで歩行困難な日がある 　強い神経根痛としびれあり 　＊検査省略	10／21 「腰部硬膜外ブロック（局所麻酔剤又はボツリヌス毒素） └カルボカインアンプル注 0.5% 10mL　1A Rp①ロキソプロフェン錠60mg「EMEC」3T　　毎食後×14日分 　②エチゾラム錠0.5mg「日医工」2T　　夕食後×14日分

解答用レセプト

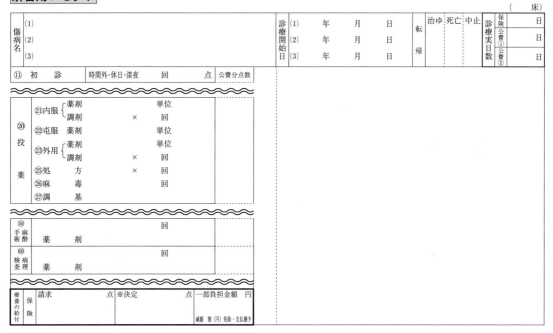

●薬価基準等

品　名	規格・単位	薬　価（円）
【内服薬】		
後 エチゾラム錠0.5mg「日医工」	0.5mg 1錠	向　　6.40
後 ロキソプロフェン錠60mg「EMEC」	60mg 1錠	9.80
【注射薬】		
カルボカインアンプル注0.5%	0.5% 10mL 1管	103.00

➡ 解答は p.110〜

10 検査・病理診断

次は，検査・病理診断です。もともと検査の部の第 2 節だった病理診断は，現在は独立した部になっていますが，検査との関係上，ここでは合わせて学習します。

検査料の算定

［検査料］	第 1 節　検体検査料	（＋判断料）
		（＋診断料）
	第 3 節　生体検査料　　＋	（＋診断穿刺・検体採取料）
	第 13 部　病理診断	（＋薬剤料）
		（＋特定保険医療材料料）

ヒント
第 1 節検体検査料にかかる通則と第 3 節生体検査料にかかる通則があるので見落とさないようにしましょう。

(1) **検体検査**：患者の体から採取した尿・糞便・血液などの検査材料（検体）について調べること。
(2) **生体検査**：身体そのものについて，その機能や病状を検査測定器や検査薬剤などを用いて調べる検査のこと。（例：心電図検査，超音波検査など）
(3) **病理診断**：組織や細胞を採取し，顕微鏡で観察し，診断すること。

◆検査料に掲げられていない簡単な検査は基本診療料に含まれます。
◆対称（両側）器官の検査は，<u>特に規定する場合</u>を除き，片側のみでも・両側でも検査点数は同じです。
　　　　　　　　　　└──→ 検査名の後ろに <u>（片側）</u> と記載されている場合のこと。
　　　　　　　　　　　　　　（検査の部「通則 5」より）

A　学科問題／検査・病理診断

次の各問の内容が正しければ○，間違っていれば×をつけなさい。

問 1　診療時間 9：00〜18：00（月〜金）の医療機関に午後 8 時に患者が受診。診察の結果，緊急に手術を行う必要があると医師が判断し，院内での検体検査を実施したため，時間外緊急院内検査加算を算定した。

問 2　尿一般検査(尿中一般物質定性半定量検査)を行ったため，尿・糞便等検査判断料も算定した。

問 3　W，R，Hb，Ht の血液検査を当月 1 回行ったため，末梢血液一般検査と血液学的検査判断料を算定した。

問 4　外来迅速検体検査加算は，外来診療料に包括される検体検査とそれ以外の検体検査を併せて行った場合も結果について検査実施当日中に患者に説明したうえで，文書提供し，結果に基づく診療を行えば，併せて 5 項目を限度として算定できる。

問 5　外来受診患者に厚生労働大臣が定める検体検査を 8 項目行い，当日中に検査結果を報告しようとしたが，1 項目のみ結果が検査当日内に出なかった。7 項目について患者に説明し文書提供を行っていれば，外来迅速検体検査加算を算定できる。

問 6　同じ検体で尿沈渣（鏡検法）と細菌顕微鏡検査を行ったため，主たる検査として細菌顕微鏡検査のみ算定した。

検病
査理

問7 人格検査のロールシャッハテストと描画テストを同一日に行ったため，合算して算定した。

問8 生検用ファイバースコピーを使用して患者の胃から2個の組織を採取した場合，2臓器とし内視鏡下生検法310点×2が算定できる。

問9 カプセル型の小腸内視鏡検査を消化器外科の常勤医師（経験4年）が行ったので，小腸内視鏡検査「3」カプセル型内視鏡によるものを算定した。

問10 人工腎臓を行っている患者に対し血液回路から動脈血採取を行った場合は，動脈血採取の点数を算定する。

問11 病理診断医が常勤していても，診療所では病理診断料を算定できない。

問12 定量検査とは分析物の有無を判定するものである。

問13 皮下による検体から細菌培養同定検査を行ったのでその他の部位で算定した。

> **ヒント** 採血料，判断料など同時に算定できるものがあります。算定し忘れないようにしましょう。

B 実技計算問題／検査・病理診断

次の各問を読み，検査の部・病理診断の部の点数を算定しなさい（実施時間の指定がない場合は，診療時間内とする）。

問14 27歳の外来患者に，尿一般検査と末梢血液一般検査を行った。　　　点

問15 15歳の外来患者に，末梢血液一般検査と特異的IgE（RAST）検査（14種類）を行った。　　　点

問16 45歳の外来患者に尿一般検査，尿沈渣（鏡検法）を行い，患者に両検査の結果を同日に文書で説明し，診療した。　　　点

問17 51歳の外来患者に末梢血液一般検査，BUN，クレアチニン，総ビリルビン，AST，ALT，LD，アミラーゼ，CRPを行った。　　　点

問18 眼科に受診した65歳の患者に，両眼の精密眼底検査と屈折検査を行った。　　　点

問19 診療時間外に外来受診した4歳の患者に対し緊急院内検査が必要と判断し，静脈採取による血液検査実施（W，R，Hb，Ht）。　　　点

問20 55歳の患者に当月，ECG12を2回（10日，28日），行った。　　　点

検病
査理

問21 38歳の患者に細胞診検査（子宮頸管粘液）（採取，標本作製，診断）を行った（専任の病理診断医はいない）。

点

次の各問を読み，レセプトの空欄を埋めなさい。

問22 検体検査管理加算（Ⅰ），（Ⅱ）を届け出ている医療機関の外来に受診した38歳の患者に以下の検査を行った。

尿一般検査，末梢血液一般，末梢血液像（鏡検法），血糖，HbA1c，骨塩定量検査（DEXA法による腰椎撮影）（初回）

⑥⓪ 検病 査理		回	
	薬　　剤		

問23 53歳の外来患者。診療時間内に以下の検査を行った。総蛋白，AST，ALT，ALP，LD，γ-GT，CK，クレアチニン，総コレステロール，HDLコレステロール，TG，Na，Cl，Ca，FSH，エストラジオール，Ⅰ型コラーゲン架橋N-テロペプチド，FT$_3$，FT$_4$，TSH，ECG（12誘導）

⑥⓪ 検病 査理		回	
	薬　　剤		

問24 2歳の患者。診療時間内にアレルゲンの皮内反応検査（8箇所）を行った。

⑥⓪ 検病 査理		回	
	薬　　剤		

問25 腎結石とうつ病で通院中の61歳の患者。当月，診療時間内に以下の検査を行った。

尿一般検査，超音波断層（腹部），バウムテスト（人格検査）

⑥⓪ 検病 査理		回	
	薬　　剤		

検病
査理

実技レセプト作成問題／検査・病理診断

次の各問のカルテから，レセプトを作成しなさい。（薬価は p. 60）　💡ヒント　医学管理等との関係も重要ポイントです。

問26　診療所　〔届出等（基準を満たすものを含む）〕　明細書発行体制等加算

　　　　休診日：水曜午後・日曜・祝日

医 科 診 療 録

氏名：多田　美枝　　生年月日：昭和 40 年 3 月 15 日生　　性別：女　　被保険者との続柄：本人
保険者番号：03341602　　記号・番号：波 86-6・23

傷 病 名	職務	開　始	終　了	転　帰	期間満了予定日
1) 卵巣癌術後（主）	上外	令和 5年 5月 8日	年月日	治ゆ・死亡・中止	年月日
2) 糖尿病の疑い	上外	令和 6年 8月 29日	年月日	治ゆ・死亡・中止	年月日
3) 脂質異常症の疑い	上外	令和 6年 8月 29日	年月日	治ゆ・死亡・中止	年月日

既往症・原因・主要症状・経過等	処方・手術・処置等
R6／8／29（木） 　卵巣癌術後（他病院），当院にて治療 　定期的に腫瘍マーカー検査を行い治療管理。 　最近身体がだるく，疲れやすい 　食欲があり食べているのに体重減 　手指振戦（-）汗（-） 　日常生活等療養管理（内容省略） 　検査結果→1週間後に受診指示	8／29 　尿一般 　末梢血液一般，像（鏡検法），HbA1c 　総蛋白，AST，ALT，BUN，クレアチニン，Na，Cl，K， 　　T-cho，TG，HDL-cho，γ-GT，UA，CK，アルブミン， 　　グルコース，CRP 　腫瘍マーカー 　CEA，CA19-9，CA125

解答用レセプト

（　　　床）

傷病名	(1) (2) (3)			診療開始日	(1) (2) (3)	年 年 年	月 月 月	日 日 日	転帰	治ゆ　死亡　中止	診療実日数	保険 公費① 公費②	日 日 日

⑪	初　　　診	時間外・休日・深夜	回	点	公費分点数	
⑫ 再 診	再　　　診	×	回			
	外来管理加算	×	回			
	時　間　外	×	回			
	休　　　日	×	回			
	深　　　夜	×	回			
⑬	医学管理					
⑭ 在 宅	往　　　診		回			
	夜　　　間		回			
	深夜・緊急		回			
	在宅患者訪問診療		回			
	そ　の　他					
	薬　　　剤					

⑥⑩ 検病 査理		回		
	薬　　　剤			

療養の給付	保険	請求	点	※決定	点	一部負担金額　円
						減額　割（円）免除・支払猶予

一般病院（一般病床 180 床）〔届出〕薬剤師常勤，検体検査管理加算（1）　休診日：日曜・祝日

医 科 診 療 録

氏名：若村　雅樹　生年月日：昭和 41 年 5 月 20 日生　　性別：男　被保険者との続柄：本人
保険者番号：06273536　記号・番号：10・1983

傷　病　名	職務	開　始	終　了	転　帰	期間満了予定日
1）インフルエンザ	上・外	令和　6 年 4 月 26 日	年 月　日	治ゆ・死亡・中止	年 月　日
2）溶連菌感染症の疑い	上・外	令和　6 年 4 月 26 日	年 月　日	治ゆ・死亡・中止	年 月　日
3）急性気管支炎	上・外	令和　6 年 4 月 26 日	年 月　日	治ゆ・死亡・中止	年 月　日

既往症・原因・主要症状・経過等	処方・手術・処置等
R6／4／26（金） 　今朝から発熱，悪寒 　急に熱が上がってきた 　KT38.9℃ 　頭痛（＋）咽頭痛（＋）腰痛（＋） 　検査の結果，インフルエンザ A 型 　火曜日まで会社を休むよう指示 　薬剤情報提供（文書）	4／26 インフルエンザウイルス抗原定性 A 群 β 溶連菌迅速試験定性 （鼻腔より採取） Rp ①アセトアミノフェン 200mg 錠　6T 　　　　　　　　毎食後 × 5 日 　　②イナビル吸入粉末剤 20mg　2 キット 　　　　　　　　1 日 1 回

解答用レセプト

									（　　床）

傷病名	(1)			診療開始日	(1)	年　月　日	転帰	治ゆ 死亡 中止	保険	日
	(2)				(2)	年　月　日			公費①	日
	(3)				(3)	年　月　日			公費②	日

⑪	初　　診	時間外・休日・深夜	回	点	公費分点数	
⑫ 再 診	再　　　診	×	回			
	外来管理加算	×	回			
	時　間　外	×	回			
	休　　　日	×	回			
	深　　　夜	×	回			
⑬	医学管理					
⑭ 在 宅	往　　　診		回			
	夜　　　間		回			
	深夜・緊急		回			
⑳ 投 薬	㉑内服 薬剤 　　　 調剤	× 単位 回				
	㉒屯服　薬剤	単位				
	㉓外用 薬剤 　　　 調剤	× 単位 回				
	㉕処　　方	×	回			
	㉖麻　　毒		回			
	㉗調　　基					
⑥⓪ 検病 査理	薬　　剤		回			

療養の給付	保険	請求	点	※決定	点	一部負担金額　円
						減額　割（円）免除・支払猶予

検病
査理

●薬価基準等

品　　名	規格・単位	薬　価（円）
【内用薬】 [後]アセトアミノフェン 200mg 錠	200mg 1 錠	5.90
【外用薬】 イナビル吸入粉末剤 20mg	20mg 1 キット	2,179.50

➡ 解答は p.112〜

11 画像診断

画像診断には，エックス線だけで判断できる場合や，エックス線とCTやMRI等を併施して判断する場合など様々あります。点数表やテキストをよく読んで，基本の考えを理解しましょう。

画像診断料の算定

[画像診断料]	第1節	エックス線診断料	通則
	第2節	核医学診断料	＋ 各加算
	第3節	コンピューター断層撮影診断料	（薬剤料）
			（特定保険医療材料料）

例 単純撮影（デジタル撮影）における新生児加算，乳幼児加算又は幼児加算を行う場合の端数処理の例
3枚撮影の場合（E002 撮影「注2」と通知「新生児加算，乳幼児加算又は幼児加算」より）
[新生児加算] 68 点 $\times \underline{1.8} + 68$ 点 $\times \underline{1.8} \times 0.5 \times 2 = \underline{244.8}$ 点→（四捨五入）→ **245点**

例 2枚の頭部単純デジタルエックス線撮影を行った場合
[診断料] 85 点 $+ 85$ 点 $\times 0.5 = 127.5$ 点→（四捨五入）→ **128点** $\Big\}$ **230点**
[撮影料] 68 点 $+ 68$ 点 $\times 0.5 =$ **102点**

ちょっと休憩

皆さんにもなじみのある「エックス線」は「レントゲン」とも呼ばれますが，これはノーベル物理学賞受賞者第1号でもある，ドイツ人のウィルヘルム・コンラド・レントゲンがエックス線を発見したことから名付けられたものです。現在ではCTやMRI等の発達により，それぞれの撮影と合わせて診断することにより，過去には見つけられなかった病巣などを目で確認することが可能な時代になりました。

A 学科問題／画像診断

次の各問の内容が正しければ○，間違っていれば×をつけなさい。

問1 エックス線撮影の際，医療機関側のミスにより再撮影をすることになった。この場合，再撮影の費用は医療機関が負担する。

問2 写真診断料は，画像をフィルムではなく電子媒体に保存した場合も算定してよい。

問3 腸管の透視を2時間おいて2回行ったので，透視診断を2回算定した。

問4 一人の患者が同じ日の時間外と深夜に来院し，その都度医師が緊急に画像診断を行う必要があると判断し実施した場合，時間外緊急院内画像診断加算をその都度算定できる。

画像

問5 肩胛骨を撮影した際の写真診断は，単純撮影（その他）により算定する。

問6 2歳の患者にエックス線撮影を行った。診断料，撮影料それぞれに乳幼児加算を算定した。

問7 マルチスライス型CTの届出が行われていない医療機関でマルチスライス型CT撮影を実施した場合でも，CT撮影「1」「ロ」または「ハ」を算定できる。

問8 画像診断管理加算1の算定要件には，専ら画像診断を担当した経験が10年以上の医師であることが含まれている。

問9 骨盤を単純撮影した。写真診断料は，「その他」を算定した。

問10 エックス線撮影における部位の扱いで，胸椎下部と腰椎上部は，「同一の部位」にあたらない。

> 💡 **ヒント** フィルムにはアナログ撮影用のフィルムとデジタル撮影用の画像記録用フィルムがあり価格も違うので注意しましょう。

Ⓑ 実技計算問題／画像診断

次の各問を読み，画像診断料を算定しなさい。

問11 60歳の狭心症の患者に対し診療時間内に「胸部X-P（アナログ），大角1枚」を撮影し，画像診断を行った。 □ 点

問12 17歳の患者に対し診療時間内に「腹部単純撮影（アナログ），四ツ切×4」を撮影し，画像診断を行った。 □ 点

問13 65歳の膝関節炎の患者に対し「膝部単純X-P（アナログ），四ツ切×2」を撮影し，画像診断を行った。 □ 点

問14 2歳の患者に対し診療時間内に「腹部X-P（アナログ），六ツ切2枚」を撮影し，画像診断を行った。 □ 点

問15 新生児の患者に対し「副鼻腔X-P（デジタル），六ツ切1枚」を撮影し，画像診断を行った。 □ 点

問16 右膝を痛めた58歳の患者に対し，右の患側と左の健側比較のため，「右膝X-P（デジタル），フィルムレス2回」「左膝X-P（デジタル），フィルムレス2回」をそれぞれ撮影（電子媒体保存）し，画像診断を行った。 □ 点

問17 診療時間外（20：15）に緊急来院した患者（30歳）に対し「腹部単純撮影（デジタル），大角2枚」を撮影し，画像診断を行った。 □ 点

画像

次の各問を読み，レセプトの空欄を埋めなさい。

（特に記載がない場合は，すべて6歳以上，診療時間内。届出がある場合は，各問題に記載）

問18 胸部異常陰影がある患者に対し「胸部CT，画像記録用フィルム半切×4」を撮影し，画像診断を行った。（マルチスライスCT届出なし）

⑦ 画像診断		回
	薬　剤	

問19 乳癌手術後で治療通院中の患者に対し「両側乳房撮影」を行い，画像診断を行った（撮影したフィルムは電子媒体保存）。

⑦ 画像診断		回
	薬　剤	

問20 頸椎症の患者に対し「MRI撮影（頸椎）」（電子媒体保存）を行い，画像診断の結果を担当医に文書で報告した。届出：1.5テスラ以上3テスラ未満の機器，画像診断管理加算1

⑦ 画像診断		回
	薬　剤	

問21 23日診療時間外（19：30）に来院した両耳疾患の患者に対し，「両耳X-P（デジタル）六ツ切2枚1方向」を撮影し，緊急画像診断を行った。

⑦ 画像診断		回
	薬　剤	

●**薬価基準等**（C　実技レセプト作成問題用）

品名	規格・単位	薬価（円）	品名	規格・単位	薬価（円）
【内用薬】			イオパミロン注370シリンジ	75.52%80mL1筒	3,810.00
インデラル錠10mg	10mg1錠	10.10	カルボカインアンプル注1%	1% 10mL1管	97.00
ガバペン錠200mg	200mg1錠	25.60	【外用薬】		
モービック錠10mg	10mg1錠	27.20	アフタッチ口腔用貼付剤25μg	25μg1錠	26.30
レバミピド錠100mg「トーワ」	100mg1錠	10.10	モーラステープ20mg	7cm×10cm1枚	19.30
【注射薬】					

実技レセプト作成問題／画像診断

次の各問のカルテから，レセプトを作成しなさい。（薬価は p. 63）

問22　診療所　**診療時間**：9：00〜12：00, 17：00〜19：00　**休診日**：日曜・祝日

医 科 診 療 録

氏名：山中　容子	生年月日：昭和40年5月18日生	性別：女	被保険者との続柄：妻

保険者番号：32130029　記号・番号：3311・56　被保険者氏名：山中　英寿

傷　病　名	職務	開　　始	終　　了	転　　帰	期間満了予定日
1) 肩関節周囲炎（主）	上外	令和 6年 11月11日	月 年 日	治ゆ・死亡・中止	月 年 日
2) 有痛性筋痙攣	上外	令和 6年 11月11日	月 年 日	治ゆ・死亡・中止	月 年 日
3) 頸部神経根痛	上外	令和 6年 11月11日	月 年 日	治ゆ・死亡・中止	月 年 日
4) 口内炎	上外	令和 6年 11月25日	月 年 日	治ゆ・死亡・中止	月 年 日

既往症・原因・主要症状・経過等	処方・手術・処置等
R6／11／11（月） 肩〜頸にかけて痛み（++） 特に明け方強く痛む 神経根痛（++） 薬剤情報提供（文書） R6／11／25（月） ブロック注射後，痛み軽減 口内炎症あり 薬剤情報提供（文書）	11／11 　Rp① ガバペン錠200mg　1T 　　　　　　　　就寝前服用×14TD 　　② モービック錠10mg　1T 　　　　レバミピド錠100mg「トーワ」100mg　1T 　　　　　　　　朝食後服用×14TD 　肩甲上神経ブロック 　　カルボカインアンプル注1% 10mL　1A 　頸部X-P　デジタル撮影2回（電子画像管理） 11／25 　Rp① do　／　14TD 　　② do　／　14TD 　　③ アフタッチ口腔用貼付剤25μg　6錠 　　④ モーラステープ20mg　7枚×5袋（1日1枚） 　肩甲上神経ブロック do

解答用レセプト

													（　床）

傷病名
(1)
(2)
(3)

診療開始日
(1) 　年　　月　　　日
(2) 　年　　月　　　日
(3) 　年　　月　　　日

転帰　治ゆ｜死亡｜中止

診療実日数　保険 日／公費① 日／公費② 日

⑪ 初　　診	時間外・休日・深夜	回	点	公費分点数
⑫ 再診	再　　　診	×	回	
	外来管理加算	×	回	
	時　間　外	×	回	
	休　　　日	×	回	
	深　　　夜	×	回	
⑬ 医学管理				

⑳ 投薬	㉑内服	薬剤		単位	
		調剤	×	回	
	㉒屯服	薬剤		単位	
	㉓外用	薬剤		単位	
		調剤	×	回	
	㉕処　方		×	回	
	㉖麻　毒			回	
	㉗調　基				

㊿ 手術麻酔			回	
	薬剤			

⑦ 画像診断			回	
	薬剤			

療養の給付	保険	請求　　　　　　点	※決定　　　　　点	一部負担金額　円
				減額　割（円）免除・支払猶予

画像

64

問 23 病院（190 床）／心臓血管外科・循環器科・放射線科　薬剤師常勤

〔届出等（基準を満たすものを含む）〕検体検査管理加算 I，CT マルチスライス 64 列以上（その他），画像診断管理加算 2，冠動脈 CT 撮影加算　**診療時間**：9：00〜19：00　**休診日**：日曜・祝日

医 科 診 療 録

氏名：有田　紘子　**生年月日**：昭和 36 年 12 月 25 日生　**性別**：女　**被保険者との続柄**：本人
保険者番号：06150010　**記号・番号**：38−75・66014

傷　病　名	職務	開　始	終　了	転　帰	期間満了予定日
1) 狭心症の疑い	上外	令和 6 年 7 月 17 日	年 月 日	治ゆ・死亡・中止	年 月 日
2) 不整脈	上外	令和 6 年 7 月 17 日	年 月 日	治ゆ・死亡・中止	年 月 日
3) 甲状腺機能亢進症の疑い	上外	令和 6 年 7 月 17 日	年 月 日	治ゆ・死亡・中止	年 月 日

既往症・原因・主要症状・経過等	処方・手術・処置等
R6／7／17（水） 横になっても呼吸が苦しい 動悸，息切れあり タバコ　20 本／日 狭心症が疑われ，冠動脈疾患のリスク因子（喫煙）があることから，本日 CT 撮影 検査結果を患者本人に伝え，文書による情報提供 放射線科医による読影結果報告 （内容省略）	7／17 末梢血液一般，像（鏡検法） CK，総 BIL，LD，AST，ALT，γ-GT，BUN，UA， 　クレアチニン，グルコース，T-cho，TG， 　HDL-cho，Na，Cl，K TSH，FT₃，FT₄，NT-proBNP，CRP 負荷心電図 12 誘導 心臓超音波検査（経胸壁心エコー） CT 撮影（64 列以上のマルチスライス型）（冠動脈） 　三次元画像処理　電子媒体保存 　造影剤使用 ┌ インデラル錠 10mg　1T └ イオパミロン注 370 シリンジ　75.52% 80mL 1 筒

解答用レセプト

（　　床）

（レセプト様式省略）

➡ 解答は p.115〜

1 第2章　特掲診療料　第12部　放射線治療

　放射線治療は，開腹手術をせずに悪性腫瘍の治療効果が得られるとして，広く行われています。

　放射線治療は手術と併せて行われる場合もありますが，レセプトでは「その他」の欄に記載しますので，ここではレセプトの書き方に合わせ「その他」に記載する項目をまとめました。

放射線治療料の算定

　［放射線治療料］　放射線治療管理・実施料（＋加算）＋特定保険医療材料料
◆放射線治療に掲げられていない特殊な放射線治療の費用は，最も近似する放射線治療の所定点数により算定する。
◆小児放射線治療加算（年齢加算）は以下のように算定します。

年齢加算の対象	年齢区分	加算分
M000～M001-3 M002～M004	新生児	＋（所定点数×0.8）
	3歳未満（新生児除く）	＋（所定点数×0.5）
	3歳～6歳未満	＋（所定点数×0.3）
	6歳～15歳未満	＋（所定点数×0.2）

2 第2章　特掲診療料　第7部　リハビリテーション

　リハビリテーションには，様々な機能回復のための訓練があり，疾患別，さらに職種別に分けて点数項目が設定されています。

リハビリテーション料の算定

　［リハビリテーション料］　リハビリテーション料（＋各加算）＋薬剤料

	項目	（Ⅰ）	（Ⅱ）	（Ⅲ）	算定開始日・（算定日数）
H000	心大血管疾患リハビリテーション料 ●要届出	205	125		治療開始日（150日）
H001	脳血管疾患等リハビリテーション料 ●要届出	245 (147)	200 (120)	100 (60)	発症，手術若しくは急性増悪又は最初に診断された日（180日）
H001-2	廃用症候群リハビリテーション料	180 (108)	146 (88)	77 (46)	廃用症候群の診断又は急性増悪日（120日）
H002	運動器リハビリテーション料 ●要届出	185 (111)	170 (102)	85 (51)	発症，手術若しくは急性増悪又は最初に診断された日（150日）
H003	呼吸器リハビリテーション料 ●要届出	175	85		治療開始日（90日）
加算	早期リハビリテーション加算 早リ加	（1単位につき）＋25			算定開始日等から30日を限度
	急性期リハビリテーション加算 ●要届出（入院中のものに限る） ※各リハビリテーション料で確認	（1単位につき）＋50			発症・手術若しくは急性増悪から7日目又は治療開始日のいずれか早い日から起算して14日を限度（H000）
	初期加算 初期 ●要届出（H001-2除く）	（1単位につき）＋45			算定開始日等から14日を限度
	リハビリテーションデータ提出加算 ●要届出（入院中の患者以外のもの）	＋50			月1回に限り

※カッコ内の数字（点数）は，入院中の要介護被保険者等で標準的算定日数を超えてリハビリテーションを継続する場合，月に13単位まで（対象者は限定されている）

3 第2章　特掲診療料　第8部　精神科専門療法

　精神科専門療法も，放射線治療やリハビリテーションとともに，レセプト用紙の「その他」の欄に記載します。近年は時代の流れもあり，精神科関連の医療機関が増えており，精神科を標榜していない医療機関にも患者の来院が増えているという報告もあります。

　精神科専門療法は基本的に，精神科を標榜する医療機関で精神科医が行うものですが，一部に精神

その他

科を標榜していなくても算定できるものもあります。

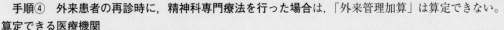

[精神科専門療法料] ＝精神科専門療法料（＋加算）＋薬剤料
手順①　当該医療機関で**精神科を標榜**しているか否かを確認する。
手順②　療法の内容が精神科標榜の場合のみ算定するものか否かを確認する。
手順③　算定する療法は「1日につき」，「1回につき」，「入院中1回のみ」等の**制限を確認**する。
手順④　外来患者の再診時に，精神科専門療法を行った場合は，「外来管理加算」は算定できない。
算定できる医療機関
◆ I003 標準型精神分析療法，I003-2 認知療法・認知行動療法と I004 心身医学療法を除き，原則，精神科標榜の保険医療機関のみで算定します。
《1年を超えて精神科専門療法を続けている場合》
同一の保険医療機関で，I 008-2 精神科ショート・ケア，I 009 精神科デイ・ケア，I 010 精神科ナイト・ケア，I 010-2 精神科デイ・ナイト・ケアのいずれかを開始した日から起算して1年を超える場合には，「**1週間に5日を限度**」とするルールがあります。

③ 第2章 特掲診療料 第14部 その他

　医療従事者の賃金改善の体制を評価する診療報酬として，2024年診療報酬改定により新設された部で，以下の4つの診療報酬より構成されます。

① O000 看護職員処遇改善評価料
　看護職員の賃金改善が図られている届出医療機関において算定できる項目。入院患者に対して1日につき算定できる。
② O100 外来・在宅ベースアップ評価料（I）
　医療スタッフ（医師・歯科医師を除く）の賃金改善が図られている届出医療機関において，初診・再診・訪問診療等を算定した日に，1日につき算定できる。
③ O101 外来・在宅ベースアップ評価料（II）
　入院医療を実施していない届出診療所において，外来・在宅ベースアップ評価料（I）と併せて算定できる。
④ O102 入院ベースアップ評価料
　医療スタッフ（医師・歯科医師を除く）の賃金改善が図られている届出医療機関において，入院基本料等を算定した日に，1日につき算定できる。

Ⓐ 学科問題／放射線治療・リハビリテーション・精神科専門療法

次の各問の内容が正しければ○，間違っていれば×をつけなさい。

問1　悪性腫瘍の患者に対し，数カ月にわたりガンマナイフによる定位放射線治療を行った。この場合，所定点数を毎月算定できる。

問2　子宮腔への密封小線源治療腔内照射を行った。旧型コバルト腔内照射装置を用いたため，腔内照射の「その他の場合」で算定した。

問3　血液照射は，輸血後の移植片対宿主病予防のために，輸血用血液に対して放射線照射を行った場合に算定する。

問4　血液照射は，実際に血液照射を行った血液量に対して算定できる。

問5 体外照射は，疾病の種類，部位の違い，部位数および同一患部に対する照射方法にかかわらず1回につき所定点数を算定するが，2方向以上の照射の場合には方向数に応じて算定できる。

問6 再診時に20分以上のリハビリテーションを行った場合，再診料に外来管理加算を算定できる。

問7 疾患別リハビリテーション料の点数は，患者に対して個別療法として行った訓練について20分以上を1単位として算定するものであり，訓練時間が1単位に満たない場合は基本診療料に含まれる。

問8 患者が病態の異なる複数の疾患をもつ場合は，複数の疾患別リハビリテーション料を算定できる。

問9 心筋梗塞の患者は，心大血管疾患リハビリテーション料に規定される算定日数の上限除外対象患者である。

問10 片眼視機能回復のため斜視視能回復矯正訓練を行った場合，斜視視能訓練を算定できる。

問11 通院精神療法「ロ」(1) は，初診料を算定する初診の日に精神科を標榜する医療機関で精神保健指定医が30分以上診療を行った場合に算定できる。

問12 心身症により胃潰瘍になった36歳の外来初診患者に心療内科担当医がカウンセリング（35分）と自律訓練法を行い治療計画を立て，レセプト傷病名欄に胃潰瘍（心身症）と記載し，心身医学療法を算定した。

問13 精神科作業療法は，実施される作業内容にかかわらず，患者1人当たり1日2時間を標準とする。

問14 精神科を標榜していない医療機関の外来患者に，専任の認知療法・認知行動療法に習熟した医師が治療計画を作成し患者に説明をしたうえで30分を超えて治療を行ったため，認知療法・認知行動療法「1」を算定した。

問15 精神科を標榜する医療機関の精神科を担当する医師が往診による診療を行った場合，通院・在宅精神療法を算定できる。

問16 舌癌の手術による構音障害を有する患者は，脳血管疾患等リハビリテーション料の対象患者である。

問17 薬物依存症の患者に対する依存症集団療法は，1回に20人を限度とし，60分以上実施した場合に算定する。

実技計算問題／放射線治療・リハビリテーション・精神科専門療法

次の各問を読み，放射線治療料，リハビリテーション料，精神科専門療法料をそれぞれ算定しなさい。そのうえで，レセプトの空欄を埋めなさい。

問18 甲状腺機能亢進症の患者に計画的治療管理のもと放射性同位元素内用療法を行った（令和6年9月12日開始）。

⑧その他	処　方　箋	回	
	薬　　剤		

問19 運動器リハビリテーション料（Ⅰ）を届け出ている医療機関で，脊椎損傷による四肢麻痺の外来患者（令和6年3月12日発症，令和6年3月14日手術）に医師が運動器リハビリテーションを1単位行った（28日）。

⑧その他	処　方　箋	回	
	薬　　剤		

問20 脳血管疾患等リハビリテーション料（Ⅰ），初期加算を届け出ている医療機関で，令和6年3月25日に脳梗塞手術（発症当日）をした入院中の患者に対し術後3日目より医師の指示のもと作業療法士が脳血管疾患等リハビリテーション（Ⅰ）（40分）を開始した。

⑧その他	薬　　剤	

問21 精神科を標榜していない診療所に当月3日，片頭痛（心身症）の患者（22歳）が初診で来院したため，診察とカウンセリング（40分）を行った。当月15日の再診時にもカウンセリングを行った。

⑧その他	処　方　箋	回	
	薬　　剤		

その他

実技レセプト作成問題／放射線・リハビリ・精神療法

次の各問のカルテから，レセプトを作成しなさい。（薬価は p.71）

問22 診療所／内科・心療内科・精神科，薬剤師常勤　**診療時間**：9：00〜19：00

　　　　休診日：日曜・祝日〔届出等（基準を満たすものを含む)〕時間外対応加算1，明細書発行体制等加算

※精神保健指定医による診療

医 科 診 療 録

氏名：小川　博　生年月日：昭和41年2月20日生　性別：男　被保険者との続柄：本人
保険者番号：31260334　記号・番号：22E-03・95704

傷　病　名	職務	開　始	終　了	転　帰	期間満了予定日
1）うつ病（主）	上外	令和 6年 8月22日	年月日	治ゆ・死亡・中止	年月日
2）過敏性腸症候群	上外	令和 6年 8月22日	年月日	治ゆ・死亡・中止	年月日
3）不眠症	上外	令和 6年 8月22日	年月日	治ゆ・死亡・中止	年月日

既往症・原因・主要症状・経過等	処方・手術・処置等
R6／8／22（木） **精神科** 　気分が落ち込み，不安感，いらいらを訴え 　眠れないこともある等話す（60分） 　下痢症状あり 　薬剤情報提供（文書） R6／8／29（木） **精神科**	8／22 　通院精神療法 　Rp①　レメロン錠15mg　1T 　　　　　　　　　就寝前服用　／　7TD 　　　②　イリボー錠5μg　2T　／　10回分 　　　　　　下痢時服用 　バウムテスト（操作が複雑なもの） 8／29 　通院精神療法　　（28分） 　Rp①　do 　　　②　do

解答用レセプト

（　　床）

傷病名	(1)				診療開始日	(1)	年 月 日	転帰	治ゆ	死亡	中止	保険	日
	(2)					(2)	年 月 日					公費①	日
	(3)					(3)	年 月 日					公費②	日

診療実日数

⑪	初　　診	時間外・休日・深夜	回	点	公費分点数
⑫再診	再　　診	×　　回			
	外来管理加算	×　　回			
	時　間　外	×　　回			
	休　　日	×　　回			
	深　　夜	×　　回			
⑬	医学管理				

⑳投薬	㉑内服	薬剤	単位		
		調剤	×　　回		
	㉒屯服	薬剤	単位		
	㉓外用	薬剤	単位		
		調剤	×　　回		
	㉕処　方	×　　回			
	㉖麻　毒	回			
	㉗調　基				

⑥⓪検査病理		回		
	薬剤			

⑧⓪その他	処方箋	回		
	薬剤			

療養の給付	保険	請求	点	※決定	点	一部負担金額　円
						減額　割（円）免除・支払猶予

その他

70

問23 診療所 19 床／内科・外科・整形外科・リハビリテーション科　**診療時間**：9：00〜18：00
休診日：木曜・日曜・祝日　〔**届出等**（基準を満たすものを含む）〕時間外対応加算 3，
明細書発行体制等加算，脳血管疾患等リハビリテーション料（Ⅰ）

医 科 診 療 録

氏名：山下　美智江　生年月日：昭和 39 年 11 月 27 日生　性別：女　被保険者との続柄：妻
保険者番号：06134450　記号・番号：132-3・20111

傷　　病　　名	職務	開　　始	終　　了	転　　帰	期間満了予定日
1) 脳梗塞（主）	上外	令和 6 年 6 月 5 日	年 月 日	治ゆ・死亡・中止	年 月 日
2) 脳梗塞後遺症	上外	令和 6 年 6 月 5 日	年 月 日	治ゆ・死亡・中止	年 月 日
3) 痔核	上外	令和 6 年 6 月 26 日	年 月 日	治ゆ・死亡・中止	年 月 日

既往症・原因・主要症状・経過等	処方・手術・処置等
R6／6／5（水） 他の病院にて脳梗塞（R6.4.23 発症）手術後，当院の方が通いやすいからという患者の希望によりリハビリ通院を開始 R6／6／12（水） R6／6／19（水） R6／6／26（水）	6／5　尿一般，沈渣（鏡検法） 　　　末梢血液一般 　　　理学療法士による脳血管疾患等リハビリテーション（Ⅰ） 　　　40 分 6／12　リハビリ　do 6／19　リハビリ　do 6／26　リハビリ　do 　　　Rp　ボラザ G 坐剤　14 個 　　　院外処方箋

解答用レセプト

（表省略）

●薬価基準等

→ 解答は p.119〜

品　名	規格・単位	薬　価（円）
【内用薬】		
イリボー錠 5μg	5μg 1 錠	68.70
レメロン錠 15mg	15mg 1 錠	72.60
【外用薬】		
ボラザ G 坐剤	1 個	35.60

13 入院料

　「入院料」については，問題に書かれている各医療機関の届出等をしっかり確認し，もれのない算定ができるように練習を重ねてください。最初はむずかしく感じると思いますが，今まで練習してきた外来での計算や書き方が基本となっていますので，問題を解きながら慣れていきましょう。

入院料の算定［入院料］	第1節　入院基本料
	第2節　入院基本料等加算
	第3節　特定入院料
	第4節　短期滞在手術等基本料

Ⓐ　学科問題／入院料

次の各問の内容が正しければ○，間違っていれば×をつけなさい。

問1　保険医療機関は患者の入院に際し，患者またはその家族から過去3カ月以内の入院歴の有無を確認し，入院がある場合は，入院理由や同一傷病名かどうか等を確認する。

問2　休養目的で短期入院した患者に入院基本料を算定することはできない。

問3　入院患者が一時的に外泊許可を取って外泊した。この期間，基本点数の算定はできない。

問4　医師事務作業補助体制加算は，入院期間が通算される再入院の初日も含め患者の入院初日に限り算定できる。

問5　救急患者として受け入れた患者が手術室において死亡した。この場合，救急医療を担う専用病床に入院したと見なして算定してよい。

問6　有床診療所入院基本料を算定する診療所は，要件を満たしていれば医師事務作業補助体制加算（40対1）が算定できる。

問7　助産所において妊産婦に緊急入院を必要とする異常が認められたため，産婦人科を標榜する医療機関（施設基準を満たしている）に救急搬送し，そのまま入院することになった場合，この医療機関では入院初日に妊産婦緊急搬送入院加算を算定できる。

問8　摂食障害入院医療管理加算は，摂食障害と医師が認め，看護師や管理栄養士等による集中的，多面的治療が提供されたすべての患者に算定できる。

問9　データ提出加算1および2はデータ提出の実績が認められた保険医療機関（施設基準届出あり）のデータ作成対象病棟入院患者について，入院初日に1回算定する。

問10　短期滞在手術等基本料3を算定している入院中の患者への当月の心電図検査は，退院日の翌日以降でないと算定できない。

問11　救急医療管理加算（施設基準届出あり）は，腎不全による重篤な代謝障害で緊急入院した重症患者に対しては「1」を算定できる。

B 実技計算問題／入院料

次の各問を読み，入院料と食事療養費を算定しなさい。そのうえで，レセプトの空欄を埋めなさい。

問12 施設の概要：一般病院（120床）

施設基準（基準を満たすものを含む）：地域一般入院料3，薬剤師・管理栄養士常勤，診療録管理体制加算3，データ提出加算1，看護配置加算，看護補助加算1，地域加算1級地，入院時食事療養（Ⅰ）(1)

患者：38歳，頸椎症

入院期間：4日（入院日：令和6年9月2日　退院日：令和6年9月5日）

食事：すべて常食／1日目　昼，夜　　　2日目　朝，昼，夜
3日目　朝，昼，夜　　4日目　朝，昼

入院料：［　　　　］点

食事療養費：［　　　　］円

	入院年月日			年　　月　　日										
	病	診	⑨⓪ 入院基本料・加算	点										
⑨⓪ 入 院			×　　　日間											
			×　　　日間											
			×　　　日間											
			×　　　日間		※高額療養費		円	※公費負担点数	点				
			×　　　日間		⑨⑦ 食事・生活	基準	円×　　回	※公費負担点数	点				
			⑨② 特定入院料・その他			特別	円×　　回	基準（生）		円×　　回			
						食堂	円×　　日	特別（生）		円×　　回			
						環境	円×　　日	減・免・猶・Ⅰ・Ⅱ・3月超					
療養の給付	保険	請　求　　　点	※決定　　　点	負担金額　　円 減額 割(円)免除・支払猶予	食事・生活療養	回	請　求　　　円	※決定　　　円	（標準負担額）　円					

問13 施設の概要：一般病院（180床）

施設基準（基準を満たすものを含む）：急性期一般入院料6，薬剤師・管理栄養士常勤，医療安全対策加算2，診療録管理体制加算3，感染対策向上加算2，データ提出加算1，療養環境加算，地域加算2級地，入院時食事療養（Ⅰ）(1)，特別食加算

患者：52歳，肝臓病

入院期間：12日（入院日：令和6年6月6日　退院日：令和6年6月17日）

食事：すべて肝臓食／1日目　昼，夜／2日目〜11日目　朝，昼，夜／12日目　朝のみ

入院料：［　　　　］点

食事療養費：［　　　　］円

	入院年月日			年　　月　　日										
	病	診	⑨⓪ 入院基本料・加算	点										
⑨⓪ 入 院			×　　　日間											
			×　　　日間											
			×　　　日間											
			×　　　日間		※高額療養費		円	※公費負担点数	点				
			×　　　日間		⑨⑦ 食事・生活	基準	円×　　回	※公費負担点数	点				
			⑨② 特定入院料・その他			特別	円×　　回	基準（生）		円×　　回			
						食堂	円×　　日	特別（生）		円×　　回			
						環境	円×　　日	減・免・猶・Ⅰ・Ⅱ・3月超					
療養の給付	保険	請　求　　　点	※決定　　　点	負担金額　　円 減額 割(円)免除・支払猶予	食事・生活療養	回	請　求　　　円	※決定　　　円	（標準負担額）　円					

問14 施設の概要：診療所（19床）

施設基準 ：有床診療所入院基本料1，管理栄養士常勤，夜間看護配置加算2，
（基準を満たすものを含む）　医師配置加算2，地域加算3級地，入院時食事療養（Ⅱ）(1)

患者 ：4歳

入院期間 ：5日（入院日：令和6年5月23日　退院日：令和6年5月27日）

食事 ：すべて常食／1日目　絶食　　　　　2日目　昼から3分粥

　　　　　3日目　朝から5分粥　　4日目　朝から普通食

　　　　　5日目　朝のみ（普通食）

入院料：｜　　　　　　　　点

食事療養費：｜　　　　　　　　円

	入院年月日				年　　月　　日								
	病		診	⑨⑩	入院基本料・加算　　　点								
⑨⑩ 入 院					×　　　日間								
					×　　　日間		※高額療養費　　　　円		※公費負担点数　　点				
					×　　　日間		⑨⑦ 食事 ・ 生活	基準　円×　　回	※公費負担点数　　点				
					×　　　日間			特別　円×　　回	基準（生）　　　　円×　　回				
					×　　　日間			食堂　円×　　日	特別（生）　　　　円×　　回				
				⑨②	特定入院料・その他			環境　円×　　日	減・免・猶・Ⅰ・Ⅱ・3月超				
療養の給付	保険	請　求　　　点	※決　定　　点	負担金額　　円 減額 割(円)免除・支払猶予	食事・生活療養	保険	回	請　求　　　円	※決　定　　円	（標準負担額）　円			

問15 施設の概要：一般病院（300床）

施設基準 ：急性期一般入院料1，医師事務作業補助体制加算1（30対1），感
（基準を満たすものを含む）　染対策向上加算1，療養環境加算，診療録管理体制加算1，医療
　安全対策加算1，データ提出加算2，地域加算1級地，薬剤師・
　管理栄養士常勤，入院時食事療養（Ⅰ）(1)，食堂加算

患者 ：35歳

入院期間 ：6日（入院日：令和6年4月25日　退院日：令和6年4月30日）

食事 ：常食／1日目　昼・夜　　　　　2日目，3日目　禁食

　　　　　4日目〜　朝・昼・夜普通食

入院料：｜　　　　　　　　点

食事療養費：｜　　　　　　　　円

	入院年月日				年　　月　　日								
	病		診	⑨⑩	入院基本料・加算　　　点								
⑨⑩ 入 院					×　　　日間								
					×　　　日間		※高額療養費　　　　円		※公費負担点数　　点				
					×　　　日間		⑨⑦ 食事 ・ 生活	基準　円×　　回	※公費負担点数　　点				
					×　　　日間			特別　円×　　回	基準（生）　　　　円×　　回				
					×　　　日間			食堂　円×　　日	特別（生）　　　　円×　　回				
				⑨②	特定入院料・その他			環境　円×　　日	減・免・猶・Ⅰ・Ⅱ・3月超				
療養の給付	保険	請　求　　　点	※決　定　　点	負担金額　　円 減額 割(円)免除・支払猶予	食事・生活療養	保険	回	請　求　　　円	※決　定　　円	（標準負担額）　円			

実技レセプト作成問題／入院料

次の各問のカルテから，レセプトを作成しなさい。（薬価は p. 82）

問 16 診療所（19 床）

〔**届出等（基準を満たすものを含む）**〕有床診療所入院基本料 1，管理栄養士常勤，医師配置加算 2，看護配置加算 1，看護補助配置加算 1，夜間看護配置加算 1，地域加算 3 級地，感染対策向上加算 3，後発医薬品使用体制加算 1，入院時食事療養（Ⅰ）（1）

診療時間：9：00～17：00　**休診日**：日曜・祝日

医 科 診 療 録

※診療内容は算定練習用に作成しています。

公費負担者番号						保険者番号	3	1	1	3	1	1	9	6

公費負担医療の受給者番号						被保険者証 被保険者手帳	記号・番号	3068・92（枝番）00

受診者	フリガナ	オオタ ヨウスケ		有効期限	令和　　年　　月　　日
	氏　名	太田　洋介		被保険者氏名	太田　洋介
	生年月日	明・大・昭・平・令 44 年 12 月 16 日生　男・女		資格取得	昭和・令和・平成　年　月　日
			事業所（船舶所有者）	所在地	電話　　　（　　　）　局　　　番
				名称	
	住　所	電話　　　（　　　）　局　　　番	保険者	所在地	電話　　　（　　　）　局　　　番
	職　業	被保険者との続柄　本人		名称	

傷　病　名	職務	開　始	終　了	転　帰	期間満了予定日
1）大腸ポリープ	上外	令和 6 年 10 月 24 日	年 月 日	治ゆ・死亡・中止	年 月 日

既往症・原因・主要症状・経過等	処方・手術・処置等
R6／11／14（木） 当院外来に通院中の患者 大腸ポリープを内視鏡にて切除施行のため本日入院 夕食　　5 分粥	11／14 Hb 定性（便） 末梢血液一般，像（鏡検法） CRP，HCV 抗体定性・定量，梅毒トレポネーマ抗体定性， 　梅毒血清反応（定性），HBs 抗原定性・半定量 内視鏡的大腸ポリープ粘膜切除術（長径 2cm 未満） キシロカインゼリー2% 20mL ラクテック注 500mL 1 袋 マグコロール散 68%分包 100g 大型酸素ボンベ 40L 病理組織標本作製（組織切片）　1 臓器（直腸） 点滴 ソルマルト輸液 500mL　2 袋 アドナ注（静脈用）50mg　2A トランサミン注 10%　2A レブチラーゼ注 1 単位　2A ヘパリン Na ロック用 10 単位／mL シリンジ「オーツカ」 　5mL　1 筒
R6／11／15（金） 体調良好　本日昼食後退院 朝 昼 ｝普通食	11／15 点滴 ソルマルト輸液 500mL 1 袋 アドナ注（静脈用）50mg 1A トランサミン注 10% 1A レブチラーゼ注 1 単位 1A

解答用レセプト

診療報酬明細書

（医科入院）　令和　　年　　月分

都道府県番号　　医療機関コード

1 医科	1 社・国 2 公費	3 後期	1 単独 2 2 併 3 3 併	1 本入 3 六入 5 家入	7 高入一 9 高入7

保険者番号　　　　給付割合 10 9 8 7（ ）

一					公費負担医療の受給者番号①
公費負担者番号 ①					
公費負担者番号 ②					公費負担医療の受給者番号②

被保険者証・被保険者手帳等の記号・番号　　　（枝番）

区分	精神　結核　療養		特記事項	保険医療機関の所在地及び名称
氏名	1男 2女　1明 2大 3昭 4平 5令　　．　．　生			
職務上の事由	1 職務上　　2 下船後3月以内　　3 通勤災害			

傷病名	(1)		診療開始日	(1)　年　月　日	転帰	治ゆ 死亡 中止	診療実日数	保険	日
	(2)			(2)　年　月　日				公費①	日
	(3)			(3)　年　月　日				公費②	日

⑪	初　診	時間外・休日・深夜　　回　　　点	公費分点数
⑬	医学管理		
⑭	在　宅		
⑳ 投薬	㉑ 内　　服	単位	
	㉒ 屯　　服	単位	
	㉓ 外　　用	単位	
	㉔ 調　　剤	日	
	㉖ 麻　　毒	日	
	㉗ 調　　基		
㉚ 注射	㉛ 皮下筋肉内	回	
	㉜ 静　脈　内	回	
	㉝ そ　の　他	回	
㊵ 処置	薬　　　剤	回	
㊿ 手術麻酔	薬　　　剤	回	
�60 検査病理	薬　　　剤	回	
⑦画像診断	薬　　　剤	回	
⑧その他	薬　　　剤		

⑨⓪ 入院	入院年月日		年　　月　　日
	病　　診	⑨⓪入院基本料・加算　　　点	
		×　日間	
		×　日間	
		×　日間	
		×　日間	
		×　日間	
		⑨②特定入院料・その他	

※高額療養費		円	※公費負担点数	点
⑨⑦食事・生活	基準	円×	回	※公費負担点数　点
	特別	円×	回	基準（生）　　　円×　　回
	食堂	円×	日	特別（生）　　　円×　　回
	環境	円×	日	減・免・猶・Ⅰ・Ⅱ・3月超

療養の給付	保険	請求　　　点	※決定　　　点	負担金額　　　円		食事・生活療養	保険	回	請求　　　円	※決定　　　円	（標準負担額）
				減額 割(円)免除・支払猶予							
	公費①	点	※　　　点	円			公費①	回	円	※　　円	円
	公費②	点	※　　　点	円			公費②	回	円	※　　円	円

入院

76

（摘要欄の続き）

問 17 病院（100床）

〔**届出等**（基準を満たすものを含む）〕急性期一般入院料6，診療録管理体制加算2，患者サポート体制充実加算，医療安全対策加算2，検体検査管理加算（Ⅰ），地域加算2級地，データ提出加算1，入院時食事療養（Ⅰ）(1)，薬剤師・管理栄養士常勤

医 科 診 療 録

※診療内容は算定練習用に作成しています。

公費負担者番号										保険者番号		1	4	0	1	3	7

公費負担医療の受給者番号							被保険者証被保険者手帳	記号・番号	303・11530（枝番）00			

受診者	フリガナ	フクダリョウスケ						有効期限	令和 年 月 日
	氏 名	福田　亮介						被保険者氏名	福田　亮介
	生年月日	明平大令㊭ 32年 6月 22日生			㊚女			資格取得	昭和 令和 平成 年 月 日
							事業所（船舶所有者）	所在地	電話 （ ） 局 番
								名 称	
	住 所	電話 局 番					保険者	所在地	電話 （ ） 局 番
	職 業	被保険者との続柄 本人						名 称	

傷 病 名	職務	開 始	終 了	転 帰	期間満了予定日
1) 胃潰瘍（主）	上外	令和 6年 6月 6日	年 月 日	治ゆ・死亡・中止	年 月 日
2) 胃ポリープ（主）	上外	令和 6年 6月 6日	年 月 日	治ゆ・死亡・中止	年 月 日
3) ポリペクトミー後胃潰瘍	上外	令和 6年 6月 6日	年 月 日	治ゆ・死亡・中止	年 月 日
4) 狭心症	上外	令和 6年 6月 6日	年 月 日	治ゆ・死亡・中止	年 月 日

既往症・原因・主要症状・経過等	処方・手術・処置等
R6／6／17（月） 　内視鏡による胃ポリープ切除のため，本日入院 〔当月6日，外来にてEF−胃1回，血液学的検査，生化学的検査（Ⅰ）実施済〕 　本日絶食	6／17 点滴 　ポタコールR輸液500mL　1袋 　ソルマルト輸液500mL　2袋 　生理食塩液500mL　1瓶 　アリナミンF25注　1A 　ペチジン塩酸塩注射液3.5% 1mL　1A 　ピリドキサール注10mg「イセイ」　1A 　内視鏡的胃，十二指腸ポリープ・粘膜切除術（その他） 　キシロカインビスカス2% 10mL 　ガスコンドロップ内用液2% 2mL 　生理食塩液20mL 1A 　トロンビン液モチダ　ソフトボトル1万　1キット 　病理組織標本作製（組織切片）　胃，十二指腸
R6／6／18（火） 　良好 　朝から特別食 　管理栄養士から食事について指導（初回）20分 　朝　○ 　昼　○ 　夜　○	6／18 末梢血液一般検査 血糖 CRP 点滴 　ポタコールR輸液500mL　1袋 　ソルマルト輸液500mL　2袋 　生理食塩液500mL　1瓶 　アリナミンF25注　1A 　ピリドキサール注10mg「イセイ」　1A 　ヘパリンNaロック用10単位／mLシリンジ 　　「オーツカ」5mL　1筒

入院

78

既往症・原因・主要症状・経過等	処方・手術・処置等
R6／6／19（水） 内視鏡による胃検査施行 朝食　× 昼食　○ 夕食　○	6／19 EF−胃 内視鏡検査用フィルム　1本（1300円／本） キシロカインビスカス2%　10mL ガスコンドロップ内用液2% 2mL 点滴 ポタコールR輸液500mL　1袋 ソルマルト輸液500mL　1袋 ヘパリンNaロック用10単位／mLシリンジ 「オーツカ」5mL　1筒
R6／6／20（木） 本日よりタケプロン投薬開始 朝食　○ 昼食　○ 夕食　○ 経過良ければ明日退院	6／20 Rp①　タケプロンOD錠30　1T 　②　マーズレンS配合顆粒　2g 　　　セルベックスカプセル50mg 3C 点滴　do
R6／6／21（金） 本日午後退院 朝食　○ 昼食　○	6／21 Rp①　do 　②　do 点滴 ポタコールR輸液500mL　1袋 ヘパリンNaロック用10単位／mLシリンジ 「オーツカ」5mL　1筒 尿一般，沈渣（鏡検法） 末梢血液一般，像（鏡検法） 総蛋白，総BIL，ALB，AST，ALT，LD，LAP，γ-GT， 　ALP，総コレステロール，コリンエステラーゼ，尿素窒素， 　クレアチニン，アミラーゼ，Na，Cl， 　K，血糖 CRP

入院

解答用レセプト

診療報酬明細書

（医科入院）　令和　　年　　月分

都道府県番号　　医療機関コード

1 医科	1 社・国　2 公 費	3 後期	1 単独　2 2併　3 3併	1 本入　3 六入　5 家入	7 高入一　9 高入7

公費負担者番号①		公費負担医療の受給者番号①	
公費負担者番号②		公費負担医療の受給者番号②	

保険者番号		給付割合	10　9　8　7（　）
被保険者証・被保険者手帳等の記号・番号	（枝番）		

区分	精神　結核　療養	特記事項
氏名	1男　2女　1明　2大　3昭　4平　5令　.　.　生	
職務上の事由	1 職務上　　2 下船後3月以内　　3 通勤災害	

保険医療機関の所在地及び名称

傷病名		診療開始日		転帰	治ゆ	死亡	中止	診療実日数	
	(1)		(1)　年　月　日					保険	日
	(2)		(2)　年　月　日					公費①	日
	(3)		(3)　年　月　日					公費②	日

			公費分点数
⑪ 初診	時間外・休日・深夜　回	点	
⑬ 医学管理			
⑭ 在宅			
⑳ 投薬	㉑ 内服	単位	
	㉒ 屯服	単位	
	㉓ 外用	単位	
	㉔ 調剤	日	
	㉖ 麻毒	日	
	㉗ 調基		
㉚ 注射	㉛ 皮下筋肉内	回	
	㉜ 静脈内	回	
	㉝ その他	回	
㊵ 処置		回	
	薬剤		
(50) 手術・麻酔		回	
	薬剤		
(60) 検査・病理		回	
	薬剤		
(70) 画像診断		回	
	薬剤		
(80) その他			
	薬剤		
(90) 入院	入院年月日	年　月　日	
	病　診	(90)入院基本料・加算　点	
		×　日間	
		×　日間	
		×　日間	
		×　日間	
		×　日間	
		(92)特定入院料・その他	

※高額療養費　円		※公費負担点数　点	
(97) 食事・生活	基準　円×　回	※公費負担点数　点	
	特別　円×　回	基準（生）　円×　回	
	食堂　円×　日	特別（生）　円×　回	
	環境　円×　日	減・免・猶・Ⅰ・Ⅱ・3月超	

療養の給付	請求	※決定	負担金額
保険	点	点	円　減額 割(円)免除・支払猶予
公費①	点	※　点	円
公費②	点	※　点	円

食事・生活療養	回	請求	※決定	（標準負担額）
保険	回	円	円	円
公費①	回	円	※　円	円
公費②	回	円	※　円	円

入院

（摘要欄の続き）

●薬価基準等

品　名	規格・単位		薬　価（円）
【内用薬】			
ガスコンドロップ内用液 2%	2% 1mL		3.40
キシロカインビスカス 2%	2% 1mL		5.30
セルベックスカプセル 50mg	50mg 1 カプセル		9.60
タケプロン OD 錠 30	30mg 1 錠		39.70
マグコロール散 68%分包 100g	68% 100g 1 包		768.90
マーズレン S 配合顆粒	1g		10.50
【注射薬】			
アドナ注（静脈用）50mg	0.5% 10mL 1 管	静	89.00
アリナミン F25 注	25mg 10mL 1 管	静	59.00
大塚生食注 TN	100mL 1 キット		212.00
生理食塩液「ヒカリ」	20mL 1 管	静	62.00
生理食塩液「ヒカリ」	500mL 1 瓶		236.00
ソルマルト輸液	500mL 1 袋		341.00
タケプロン静注用 30mg	30mg 1 瓶	静	472.00
トランサミン注 10%	10% 10mL 1 管	静	100.00
ピリドキサール注 10mg「イセイ」	10mg 1 管		51.00
ペチジン塩酸塩注射液	3.5% 1mL 1 管	麻	341.00
後ヘパリン Na ロック用 10 単位／mL シリンジ「オーツカ」5mL	50 単位 5mL 1 筒		131.00
ポタコール R 輸液	500mL 1 袋		279.00
ラクテック注	500mL 1 袋		231.00
レプチラーゼ注 1 単位	1 単位 1mL 1 管	静	100.00
【外用薬】			
キシロカインゼリー 2%	2% 1mL		6.30
トロンビン液モチダ ソフトボトル 1 万	10,000 単位 10mL 1 キット		1,293.00
【その他】			
大型酸素ボンベ	1L		0.42

➡ 解答は p.122〜

解　説

※解答・解説の文中に出てくる通知等の名称や番号と 点24 のページは『診療点数早見表』2024 年度版によります。

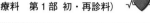
1 初診料 （第1章 基本診療料　第1部 初・再診料）

Ⓐ 《学科問題／初診料》

問1　　○

診療報酬点数表（以下略）A000 にかかる通知「初診料算定の原則」(5) より。B医療機関の医師は健康診断を受けたA医療機関の医師とは別の医師なので，算定できます。

問2　　×

初・再診料の通則にかかる通知「初・再診料に関する通則」(2) の「ア」より。初診時又は再診時に行った検査の結果のみを聞きに来た場合，診察料は算定できません。

問3　　○

A000 にかかる通知「初診料算定の原則」(14) より。

問4　　○

A000「初診料算定の原則」(13)，事務連絡「同一日複数科受診時の初診料」(点24 p.38) より。初診の診療科と再診の診療科の順番は問わず算定可。

問5　　○

事務連絡「同一日複数科受診時の初診料」より。標榜している診療科で別の疾病なら対象になります。

問6　　×

A000 にかかる通知「初診料算定の原則」(6) よ

り。労災保険（医療保険給付対象外）による治療継続中は，国保等の医療保険給付対象となる診療を受けた場合においても，初診料は算定不可。

問7　　○

A000「注8」，通知「小児科（小児外科を含む）を標榜する保険医療機関における夜間，休日又は深夜の診療に係る特例」「ア」「イ」，事務連絡（点24 p.40）より。

問8　　①，②，③ともに○

A000 にかかる通知「時間外加算の特例」「ア」より。

問9　　○

A000 にかかる通知「同一疾病（喘息等の間歇性疾患の治癒，再発）の受診」の (2)，(3) より。

問10　　×

A000「注9」にかかる通知「夜間・早朝等加算」「ウ」「オ」より。午後6時以降に受付を行った患者が対象。

問11　　○

A 000 にかかる「初診料算定の原則」(3) より。診断の結果，疾病と認める徴候のない場合でも初診料は算定できます。

Ⓑ 《実技計算問題／初診料》

問12　291点

問13　366点（291点＋乳幼児加算75点）

問14　541点（291点＋休日加算250点）

日曜日に来院していて，50歳です。250点の休日加算を足します。

問15　656点（291点＋6歳未満休日加算365点）

日曜日に来院して，患者は3歳です。6歳未満の休日加算を足します。

問16　771点（291点＋深夜加算480点）

休日と深夜の重複算定はできません。この場合は高い方の深夜加算480点を加算します。

問17　521点（291点＋時間外特例加算230点）

地域医療支援病院や救急病院・診療所等は，時間外特例医療機関になりますから，時間外特例医療機関の時間外加算の230点を加算します。

問18　656点（291点＋6歳未満休日加算365点）

日曜日の診療時間外に緊急来院しています。患者は4歳ですから，A000「注7」6歳未満休日加算（365点）を加算します。

問19　437点（291点＋146点）

同日に他の科にも初診でかかっていますから，2つ目の診療科では146点の初診料 複初 を算定します。

問20

⑪初診	時間外・休日・深夜	1回	366点

診療時間内の乳幼児に対する初診なので，291点＋75点（乳幼児加算）になります。

問21

⑪初診	(時間外)・休日・深夜	1回	491点

291点＋200点（6歳未満時間外加算）になります。

問22

⑪初診	(時間外)・休日・深夜	1回	376点

木曜日は○○医院の休診日ですが，休日加算の対象にはなりません（「時間外加算」「ア」より）ので，291点＋85点（時間外加算）。

問23

⑪初診	時間外・休日・深夜	2回	582点

291点＋291点。急性胃腸炎は10日に治ゆしているので，26日の急性上気道炎は初診を算定できます。

問24

診療報酬明細書

（医科入院外） 令和 6 年 4 月分

都道府県番号	医療機関コード	1 医科	①社・国 3 後期 2公費	① 単独 2 2併 3 3併	2 本外 ④ 六外 6 家外	8 高外一 0 高外7

| 保険者番号 | 0 | 6 | 2 | 7 | 2 | 6 | 8 | 6 | 給付割合 | 10 9 8 7 （ ） |

| 公費負担者番号① | | 公費負担医療の受給者番号① | |
| 公費負担者番号② | | 公費負担医療の受給者番号② | |

| 被保険者証・被保険者手帳等の記号・番号 | 633・9162 （枝番）03 |

氏名　佐々木　まりあ
1男 ②女　1明 2大 3昭 ④平 5令　30. 5. 1生

特記事項

保険医療機関の所在地及び名称

職務上の事由　1職務上　2下船後3月以内　3通勤災害

傷病名
(1) 感冒
(2)
(3)

診療開始日	(1)令和6年　4月　5日	転帰	治ゆ 死亡 中止	診療実日数	保険 1 日 公費① 日 公費② 日
	(2)　年　月　日		
	(3)　年　月　日		

⑪ 初　診	時間外・休日・深夜 1回 491点	公費分点数
再　診	× 回
⑫ 外来管理加算	× 回
再診 時間外	× 回
休　日	× 回
深　夜	× 回

Point
291点＋200点。6歳未満の時間外加算。

| 療養の給付 保険 | 請求 491 点 | ※決定 点 | 一部負担金額 円 |
| | | 減額 割（円）免除・支払猶予 |

問25

診療報酬明細書

（医科入院外） 令和 6 年 4 月分

都道府県番号	医療機関コード	1 医科	①社・国 3 後期 2公費	① 単独 2 2併 3 3併	2 本外 4 六外 ⑥ 家外	8 高外一 0 高外7

| 保険者番号 | 3 | 1 | 2 | 2 | 0 | 0 | 2 | 3 | 給付割合 | 10 9 8 7 （ ） |

| 公費負担者番号① | | 公費負担医療の受給者番号① | |
| 公費負担者番号② | | 公費負担医療の受給者番号② | |

| 被保険者証・被保険者手帳等の記号・番号 | 3330・5918 （枝番）03 |

氏名　阪本　優花
1男 ②女　1明 2大 3昭 ④平 5令　28. 2. 28生

特記事項

保険医療機関の所在地及び名称

職務上の事由　1職務上　2下船後3月以内　3通勤災害

傷病名
(1) 急性上気道炎
(2) 気管支炎
(3)

診療開始日	(1)令和6年　4月　7日	転帰	治ゆ 死亡 中止 (1)	診療実日数	保険 2 日 公費① 日 公費② 日
	(2)　6年　4月　23日		
	(3)　年　月　日		

⑪ 初　診	時間外・休日・深夜 2回 832点	公費分点数
再　診	× 回
⑫ 外来管理加算	× 回
再診 時間外	× 回
休　日	× 回
深　夜	× 回

Point
7日（291点＋250点）＋23日（291点）

| 療養の給付 保険 | 請求 832 点 | ※決定 点 | 一部負担金額 円 |
| | | 減額 割（円）免除・支払猶予 |

Point
(1) 急性上気道炎は11日に終了（治ゆ）しています。転記欄の治ゆに〇囲みし，治ゆした傷病名の番号 (1) を記入します。当月初診を2回算定した理由がカルテを見なくても判断できます。

② 再診料 （再診料・外来診療料）（第1章 基本診療料 第1部 初・再診料） 📝

Ⓐ 《学科問題／再診料・外来診療料》

問1 ○

A001 にかかる通知「時間外対応加算」エより。電話再診の場合であっても，時間外対応加算の算定は可。

問2 ○

事務連絡「明細書発行体制等加算」（点24 p.51）より。明細書が不要であると申し出た患者に対しても算定できます。

問3 ×

A002 外来診療料「注6」「イ」より。尿検査は外来診療料に含まれています。

問4 ×

A002 外来診療料「注1」，「注5」と A002 にかかる通知 (7) より，2つ目の診療科までしか算定できません。

問5 ×

A001 にかかる通知「時間外加算等の取扱い（「注5～7」）」より。水曜日は時間外加算を算定します。

問6 ×

情報通信機器を用いた診療に係る施設基準の届出が必要です。算定できません。

問7 ×

家族等から症状を聞いて本人に対して診察を行い，家族等に対して懇切丁寧な説明を行った場合，外来管理加算を算定できます（平 20.10.15 事務連絡）（点24 p.49）。

問8 ×

A001 再診料にかかる通知「電話等による再診」の「イ」より。聴覚障害者以外の患者の再診については，ファクシミリまたは電子メール等は電話再診に含まれません。この場合，再診料の算定は不可です。

問9 ○

A002 外来診療料にかかる通知(10)より。外来診療料には，包括されている検査項目にかかる判断料が含まれず，別に算定できます。

問10 ○

A001 にかかる通知「電話等による再診」ウより。

Ⓑ 《実技計算問題／再診料・外来診療料》

問11 127点（75点＋52点）

再診と投薬なので，外来管理加算が算定できます。

問12

(1) 127点（75点＋52点）　(2) 75点

9日は処置をしており，外来管理加算は算定不可。

問13 (1) 75点　(2) 140点（75点＋65点）

同日電話再診75点＋時間外加算65点を算定します。

問14

(1) 127点（75点＋52点）　(2) 75点

問15

(1) 262点（75点＋6歳未満時間外加算135点＋52点）

(2) 165点（75点＋乳幼児加算38点＋52点）

(3) 387点（75点＋6歳未満休日加算260点＋52点）

4歳の乳幼児ですが，11日は6歳未満時間外加算を算定したので，乳幼児加算は算定しません。20日も同様です（A001 再診料「注4」より）。

問16 128点（75点＋1点＋52点）

明細書発行体制等加算の施設基準を満たす場合，再診料に1点加算できます。

問17 131点（75点＋4点＋52点）

時間外対応加算2届出の場合，再診料に4点加算ができます。

問18 214点（75点＋1点＋3点＋6歳未満時間外加算135点）

問19

(1) 114点（76点＋乳幼児加算38点）　(2) 76点

200床以上の病院なので外来診療料を算定します。乳幼児加算は6歳の誕生日で算定可否が変わります。

問20	⑫	再　　　診	75 ×	1 回	75		
		外来管理加算	52 ×	1 回	52		
再		時　　間　　外	×	回			
		休　　　日	×	回			
診		深　　　夜	×	回			

Point 投薬と注射なので，外来管理加算が算定できます。

問21	⑫	再　　　診	75 ×	1 回	75	⑫	電話再診
		外来管理加算	×	回			
再		時　　間　　外	135 ×	1 回	135		
		休　　　日	×	回			
診		深　　　夜	×	回			

Point 電話再診の場合，外来管理加算は算定できませんが，時間外加算は算定できます。

問22	⑫	再　　　診	76 ×	1 回	76		
		外来管理加算	×	回			
再		時　　間　　外	×	回			
		休　　　日	×	回			
診		深　　　夜	×	回			

Point 外来診療料は，外来管理加算が算定できません。

問23

診療報酬明細書

（医科入院外）　令和 6 年 2 月分

都道府県番号	医療機関コード		1 医科	①社・国 3 後期 2 公費	① 単独 2 2 併 3 3 併	2 本外 4 六外 6 家外	8 高外一 0 高外7

| 公費負担番号① | | 公費負担医療の受給者番号① | | 保険者番号 | | 1 3 8 3 0 5 | 給付割合 ⑦ | 10 9 8 ( ) |
| 公費負担番号② | | 公費負担医療の受給者番号② | | 被保険者証・被保険者手帳等の記号・番号 | | 30-20・183 (枝番) 03 | | |

氏名　松村　卓也
①男 2女　1明 2大 3昭 ④平 5令 26. 5. 10生
職務上の事由　1職務上　2下船後3月以内　3通勤災害

特記事項

保険医療機関の所在地及び名称

（　　床）

| 傷病名 | (1) 皮膚掻痒症 (2) 急性上気道炎 (3) | 診療開始日 | (1)令和 6 年 1 月 29 日 (2) 6 年 2 月 13 日 (3) 年 月 日 | 転帰 | 治ゆ 死亡 中止 | 診療実日数 | 保険 2 日 公費① 日 公費② 日 |

⑪	初　　診	時間外・休日・深夜	回	点	公費分点数
	再　　診	75 ×	3 回	225	
⑫	外来管理加算	52 ×	2 回	104	
再	時　間　外	65 ×	2 回	130	
診	休　　日	×	回		
	深　　夜	×	回		

⑫　同日電話再診　　1回

Point
14 日（水）は休診日であるため，時間外加算を算定します。電話による再診（13 日）の場合，外来管理加算は算定できません。保険者番号は 6 桁の国保です。給付割合に○を忘れないようにしましょう（記載要領で確認しましょう）。診療実日数は 13 日と 14 日の 2 日です。

療養の給付	保険	請求 459 点	※決定 点	一部負担金額 円
				減額 割(円) 免除・支払猶予

問24

診療報酬明細書

（医科入院外）　令和 6 年 2 月分

都道府県番号	医療機関コード		1 医科	①社・国 3 後期 2 公費	① 単独 2 2 併 3 3 併	2 本外 4 六外 6 家外	8 高外一 0 高外7

| 公費負担者番号① | | 公費負担医療の受給者番号① | | 保険者番号 | | 1 3 3 0 3 3 | 給付割合 ⑧ | 10 9 7 ( ) |
| 公費負担者番号② | | 公費負担医療の受給者番号② | | 被保険者証・被保険者手帳等の記号・番号 | | 29-49・6283 (枝番) 03 | | |

氏名　遠藤　翔
①男 2女　1明 2大 3昭 4平 ⑤令 1. 10. 10生
職務上の事由　1職務上　2下船後3月以内　3通勤災害

特記事項

保険医療機関の所在地及び名称

（ 230 床）

| 傷病名 | (1) 喘息様気管支炎 (主) (2) (3) | 診療開始日 | (1)令和 5 年 11 月 27 日 (2) 年 月 日 (3) 年 月 日 | 転帰 | 治ゆ 死亡 中止 | 診療実日数 | 保険 2 日 公費① 日 公費② 日 |

⑪	初　　診	時間外・休日・深夜	回	点	公費分点数
	再　　診	×	2 回	190	
⑫	外来管理加算	×	回		
再	時　間　外	×	回		
診	休　　日	260 ×	1 回	260	
	深　　夜	×	回		

Point
日曜日の再診料（外来診療料）は 76 点＋「注8」6歳未満休日加算 260 点＝336 点。月曜日 76 点＋「注7」乳幼児加算 38 点＝114 点。外来診療料を算定しているので一般病床数の 230 床を記載します。
　再診料が 76 点の日と 114 点の日がありますので，再診の点数欄はこの場合空欄にして，回数と点数の欄にそれぞれの合計を記載します。

療養の給付	保険	請求 450 点	※決定 点	一部負担金額 円
				減額 割(円) 免除・支払猶予

Point
尿検査は外来診療料の包括項目の 1 つです。検査料として算定できません。包括項目があることを憶えておきましょう。
（　床）の記載については，記載要領（「保険医療機関の所在地及び名称」欄について）を確認しましょう。

3 医学管理等 <small>(第2章 特掲診療料 第1部 医学管理等)</small>

 《学科問題／医学管理等》

問1 ＿＿×＿＿
B000 特定疾患療養管理料「注2」により，初診日から1月以内の管理は，初診料に含まれます。

問2 ＿＿○＿＿
B001「9」外来栄養食事指導料「注1」および B001「9」にかかる通知 (1) (7) より。

問3 ＿＿×＿＿
B001「8」皮膚科特定疾患指導管理料「注2」および B001「8」にかかる通知 (2) より，皮膚科特定疾患指導管理料 (Ⅱ) を算定します。

問4 ＿＿×＿＿
B001-3-3 生活習慣病管理料 (Ⅱ) にかかる通知 (1) より，初診料を算定した月は算定できません。

問5 ＿＿○＿＿
B013 療養費同意書交付料にかかる通知 (1), (3) より。

問6 ＿＿○＿＿
B001「4」小児特定疾患カウンセリング料にかかる通知 (1), (5), (6) より。

問7 ＿＿×＿＿
B011-3 薬剤情報提供料にかかる通知 (5) より。

問8 ＿＿×＿＿
18歳以下の場合は養育者の同意が必要。B009 診療情報提供料 (Ⅰ) に関する H16.7.7 事務連絡 (点24 p.333) より。

問9 ＿＿×＿＿
B009 診療情報提供料 (Ⅰ)「注12」より，精神科医連携加算が算定できます。250点＋200点＝450点。

問10 ＿＿×＿＿
B001「3」悪性腫瘍特異物質治療管理料にかかる通知 (1) より，診断が確定していなければいけません。

問11 ＿＿×＿＿
B000 および B000 にかかる通知 (1) より。許可病床数200床以上の病院においては算定できません。

問12 ＿＿×＿＿
B001-3-2 ニコチン依存症管理料にかかる通知 (1) より。算定対象は外来患者です。

問13 ＿＿○＿＿
通知「特掲診療料に関する通則」(点24 p.240) より，B000 と B001「6」てんかん指導料は同一月に算定できません。

B 《実技計算問題／医学管理等》

問14 500点
B001「4」小児特定疾患カウンセリング料「イ」(2) ②。

問15 470点
B001「2」特定薬剤治療管理料1にかかる通知「特定薬剤治療管理」(1) ア (ニ) より。

問16 147点
病床100床未満の医療機関なので，B000 特定疾患療養管理料「2」を算定します。

問17 250点 (200点＋50点)
B001「22」がん性疼痛緩和指導管理料「注1」「注3」より。15歳未満なので小児加算が算定可。

問18 130点
B001-2-3 乳幼児育児栄養指導料。

問19 305点
B001-6 肺血栓塞栓症予防管理料。

問20

⑬ 医学管理	750	⑬ 薬1 (イ) 心疾患患者でジギタリス製剤を投与（初回算定：令和6年4月） 750×1

750点 (B001「2」イ470点＋「注8」初月加算280点)。対象薬剤〔記載要領通知に規定されている (イ)〜(ナ) から該当するものを選択します。(イ) は心疾患患者でジギタリス製剤です〕と初回算定年月を記載します。

問21

⑬ 医学管理	235	⑬ 薬1 (イ) 心疾患患者でジギタリス製剤を投与（初回算定：令和6年4月） 235×1

235点 (470点×50／100)

> **Point** 4月目以降は，「注4」により所定点数の50／100を算定します (50／100で算定した場合，初回算定年月の記載は省略可)。

問22

⑬ 医学管理	1,192	⑬ 手前 1,192×1

1,192点 B001-4 手術前医学管理料を算定します。

問23

⑬ 医学管理	250	⑬ 情Ⅰ (30日) 250×1

250点 B009 診療情報提供料 (Ⅰ)。算定日を記載します。

問24

医管

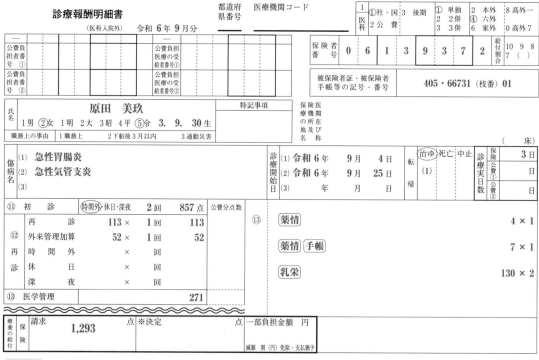

診療報酬明細書 （医科入院外） 令和6年4月分

都道府県番号	医療機関コード		1 医科	①社・国 2公費	3 後期	① 単独 2 2併 3 3併	② 本外 4 6 六外 外来	8 高外一 0 高外7

保険者番号 0 1 2 0 0 0 1 3 給付割合 10 9 8 7（ ）

被保険者証・被保険者手帳等の記号・番号 2320619・72・500011（枝番）00

氏名 吉川 数人
①男 2女 1明 2大 ③昭 4平 5令 37. 9. 10生

職務上の事由 1職務上 2下船後3月以内 3通勤災害

特記事項

保険医療機関の所在地及び名称

傷病名 (1) 高血圧症（主） (2) 脂質異常症 (3)

	診療開始日		転帰	治ゆ 死亡 中止	診療実日数	（ 床）
(1)	平成29年 5月 16日				保険	2日
(2)	平成29年 5月 16日				公費①	日
(3)	年 月 日				公費②	日

⑪ 初 診	時間外・休日・深夜	回	点	公費分点数
再 診	80 × 2回		160	
⑫ 外来管理加算	×	回		
再 時 間 外	×	回		
診 休 日	×	回		
深 夜	×	回		
⑬ 医学管理			660	

⑫ 明
時外2

⑬ 生活習慣病管理料（Ⅰ）高血圧を主病 660 × 1

Point 略号を使用する場合は 生1高 です。

療養の給付 保険 請求 820点 ※決定 点 一部負担金額 円
減額 割（円）免除・支払猶予

問25

診療報酬明細書 （医科入院外） 令和6年9月分

都道府県番号	医療機関コード		1 医科	①社・国 2公費	3 後期	① 単独 2 2併 ④ 3併	② 本外 4 6 六外 外来	8 高外一 0 高外7

保険者番号 0 6 1 3 9 3 7 2 給付割合 10 9 8 7（ ）

被保険者証・被保険者手帳等の記号・番号 405・66731（枝番）01

氏名 原田 美玖
1男 ②女 1明 2大 3昭 4平 ⑤令 3. 9. 30生

職務上の事由 1職務上 2下船後3月以内 3通勤災害

特記事項

保険医療機関の所在地及び名称

傷病名 (1) 急性胃腸炎 (2) 急性気管支炎 (3)

	診療開始日		転帰	治ゆ 死亡 中止	診療実日数	（ 床）
(1)	令和6年 9月 4日			(1)	保険	3日
(2)	令和6年 9月 25日				公費①	日
(3)	年 月 日				公費②	日

⑪ 初 診	時間外・休日・深夜	2回	857点	公費分点数
再 診	113 × 1回		113	
⑫ 外来管理加算	52 × 1回		52	
再 時 間 外	×	回		
診 休 日	×	回		
深 夜	×	回		
⑬ 医学管理			271	

⑬ 薬情 4 × 1
薬情 手帳 7 × 1
乳栄 130 × 2

療養の給付 保険 請求 1,293点 ※決定 点 一部負担金額 円
減額 割（円）免除・支払猶予

初診料 ＊9月4日 1回目：A000（291点）＋「注7」時間外加算（6歳未満）（200点）＝491点。

＊9月25日 2回目：A000（291点）＋「注6」乳幼児加算（75点）＝366点。

➡ 491点＋366点＝857点。

4 在宅医療 <small>(第2章 特掲診療料 第2部 在宅医療)</small>

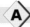 **《学科問題／在宅医療》**

問1 ___○___

在宅医療の第1節在宅患者診療・指導料にかかる通知「在宅患者診療・指導料」(1) より。

問2 ___×___

平18.4.28 事務連絡「在宅療養支援診療所，支援病院」(点24 p.1328) より。

問3 ___×___

在宅医療の第1節にかかる通知「在宅療養支援診療所」(1) より。診療情報の提供に係る費用は各所定点数に含まれる。

問4 ___×___

C000 往診料にかかる通知「往診料」(1)(7) より。定期的な訪問の場合は，C001 在宅患者訪問診療料 (I) を算定します。

問5 ___×___

C000 にかかる通知「交通費の扱い」(3) より。

問6 ___×___

C000 にかかる平22.3.29 事務連絡「対診・他医療機関の受診」(点24 p.359) より。

問7 ___×___

C001 在宅患者訪問診療料 (I)「注1」と，通知 (9) より。

問8 ___×___

C157 酸素ボンベ加算「注」と，通知 (1) より。

問9 ___○___

C006 在宅患者訪問リハビリテーション指導管理料「注3」より。

問10 ___×___

C101 在宅自己注射指導管理料にかかる通知「在宅自己注射指導管理料」(14) より，点滴注射は算定できません。

問11 ___×___

C151 注入器加算にかかる通知 (1) および C153 注入器用注射針加算にかかる通知 (1) より，注入器用注射針加算は算定できません。

B **《実技計算問題／在宅医療》**

問12 720 点

C000 往診料。

問13 1,370 点

C000 720 点＋「注1」650 点（機能強化型以外の在宅療養支援診療所なので，C000「注1」ロ (1) 650 点を算定します）。

在宅療養支援診療所・病院で機能強化型の場合は，C000「注1」「イ」を算定しますが，機能強化型以外の場合は，「ロ」在宅療養支援診療所・病院（「イ」に規定するものを除く）を算定します。

問14 888 点

C001 在宅患者訪問診療料 (I)「1」「イ」。患者は1人なので「同一建物居住者以外」を算定します。

問15 580 点

C005 在宅患者訪問看護・指導料「1」「イ」。

問16 1,570 点

C000 720 点（往診料）＋「注1」ハ (2) 夜間・休日往診加算650 点＋「注2」患家診療時間加算〔100 点 (30 分)＋100 点 (5 分)〕。

問17 2,700 点

C004 救急搬送診療料1,300 点＋「注2」乳幼児加算700 点＋「注3」長時間加算700 点。

問18 3,280 点

C103 在宅酸素療法指導管理料「2」2,400 点＋C157 酸素ボンベ加算「1」880 点。C157 の「注」より，「1」の 880 点を算定できます。

問19

⑭ 在宅	往 診	1 回		820
	夜 間		回	
	深夜・緊急		回	
	在宅患者訪問診療		回	
	そ の 他			
	薬 剤			

⑭ 診療時間1時間10分

> **Point**
> 患家診療時間加算を算定する際は，摘要欄にその旨と時間を記載します。

820 点（C000 往診料720 点＋「注2」患家診療時間加算100 点）。

問20

⑭ 在宅				⑭ （Ⅰ）1 在宅	888 × 3
	往　　診	回			
	夜　　間	回			
	深夜・緊急	回			
	在宅患者訪問診療	3回	2,664		
	そ の 他				
	薬　　剤				

> **Point**
> 摘要欄への記載は略語もしくは在宅患者訪問診療料（Ⅰ）「1」イです。

<u>2,664 点</u>（C001 在宅患者訪問診療料（Ⅰ）「1」イ　888 点 × 3 回）

問21

⑭ 在宅				⑭ 往診（令和 6 年 12 月 2 日）	720 × 1
	往　　診	1回	720	（Ⅰ）1 在宅（令和 6 年 12 月 5, 12, 19, 26 日）	888 × 4
	夜　　間	回		訪問看護（令和 6 年 12 月 9, 23 日）	580 × 2
	深夜・緊急	回			
	在宅患者訪問診療	4回	3,552		
	そ の 他		1,160		
	薬　　剤				

> **Point**
> 同月に往診と訪問診療を行った場合，明細書記載要領の規程により，それぞれを行った日（年月日）の記載が必要です。往診と訪問診療が「同一日」だった場合は，これに加えて患者の病状の急変など往診が必要になった理由を記載します。

<u>C000 往診料　720 点</u>

<u>C001 在宅患者訪問診療料（Ⅰ）「1」イ　3,552 点</u>（888 点 × 4 回）

<u>C005 在宅患者訪問看護・指導料「1」イ　1,160 点</u>（580 点 × 2 回）

在宅患者訪問看護・指導はその他の項に合算した点数を記載します。

問22

⑭ 在宅					
	往　　診	回			
	夜　　間	回			
	深夜・緊急	1回	2,020		
	在宅患者訪問診療	回			
	そ の 他				
	薬　　剤				

720 点 + 1,300 点 = <u>2,020 点</u>〔C000 往診料 720 点 + 「注 1」「ハ」(3) 深夜往診加算 1,300 点〕

> **Point**
> 在宅療養支援診療所以外の診療所につき，C000 往診料 720 点に「注 1」「ハ」の (3) を加算。レセプトには深夜を◯で囲み回数と合計点数を記載します。

《実技レセプト作成問題／在宅医療》

問 23

(床)

傷病名						診療開始日					転帰	治ゆ	死亡	中止	診療実日数	保険	3日
(1)	高血圧症（主）					(1)	平成26年	11月	14日							公費①	日
(2)	脳梗塞後遺症					(2)	平成28年	8月	31日							公費②	日
(3)	慢性気管支炎					(3)	令和 6年	2月	7日								
(4)	急性上気道炎					(4)	令和 6年	5月	16日								
(5)	脱水症					(5)	令和 6年	5月	16日								

⑪	初　診	時間外・休日・深夜		回		点	公費分点数
⑫	再　　　診	81 ×	3回		243		
	外来管理加算	52 ×	3回		156		
再診	時　間　外	65 ×	1回		65		
	休　　　日	×	回				
	深　　　夜	×	回				
⑬	医学管理				8		
⑭ 在宅	往　　　診		1回		720		
	夜　　　間		1回		1,370		
	深夜・緊急		回				
	在宅患者訪問診療		回				
	そ　の　他						
	薬　　　剤						

⑫ 時外 1

明

⑬ 薬情　　　4 × 2

Point

16 日は往診料を算定します〔C000 の 720 点＋ C000「注 1」「ハ」(2) 650 点＝ 1,370 点〕。この再診料にも時間外加算を算定します（A001 の 75 点＋「注 10」「イ」5 点＋「注 5」65 点＋「注 8」52 点＋「注 11」1 点）。

療養の給付	保険	請求	2,562	点	※決定	点	一部負担金額 円

減額　割（円）免除・支払猶予

問 24

(床)

傷病名						診療開始日					転帰	治ゆ	死亡	中止	診療実日数	保険	2日
(1)	脳梗塞後遺症（主）					(1)	令和 1年	9月	27日							公費①	日
(2)	認知症（主）					(2)	令和 3年	10月	21日							公費②	日
(3)	仙骨部褥瘡					(3)	令和 4年	4月	30日								
(4)	感冒					(4)	令和 6年	4月	22日								

⑪	初　診	時間外・休日・深夜		回		点	公費分点数
⑫	再　　　診	×	回				
	外来管理加算	×	回				
再診	時　間　外	×	回				
	休　　　日	×	回				
	深　　　夜	×	回				
⑬	医学管理						
⑭ 在宅	往　　　診		回				
	夜　　　間		回				
	深夜・緊急		回				
	在宅患者訪問診療		2回		1,776		
	そ　の　他				4,135		
	薬　　　剤						

⑭ 在宅患者訪問診療料（Ⅰ）「1」イ　　　888 × 2
在宅時医学総合管理料 2「ロ」(1)　　　3,685 × 1
包括的支援加算：4
訪問診療において処置を受けている状態　　　150 × 1
処方箋未交付加算　　　300 × 1
訪問診療：令和 6 年 4 月 8 日，22 日

Point

※略号で記載する場合は以下のようになります。
（Ⅰ）1 在宅（令和 6 年 4 月 8 日，22 日）888 × 2
在医総管内　　　3,685 × 1
包括支援 訪問診療において処置を受けている状態
150 × 1
※在医総管内は往診または訪問診療を行った年月日を摘要欄に記載します。
　なお，単一建物診療患者が 2 人以上の場合には，摘要欄にその人数を記載します。
※訪問診療で処置を行っているので，在宅時医学総合管理料の「注 10」告示 4 別表第 8 の 3 より包括的支援加算が算定できます。記載要領より該当する状態を摘要欄に記載します。
※院内処方なので処方箋を交付しない場合の加算を算定します。

療養の給付	保険	請求	5,911	点	※決定	点	一部負担金額 円

減額　割（円）免除・支払猶予

在宅

5 投薬 <small>（第2章　特掲診療料　第5部　投薬）</small>

A 《学科問題／投薬》

問1 ＿＿×＿＿

F400 処方箋料にかかる通知（9）と参考より。原則として認められません。ただし，やむを得ない場合に限って認められます。

問2 ＿＿○＿＿

F200 薬剤にかかる通知（8）のビタミン剤のイの（ホ）より。

問3 ＿＿○＿＿

F500 調剤技術基本料にかかる通知（4）の院内製剤加算のアより。

問4 ＿＿○＿＿

投薬の「通則」にかかる通知「8」より。

問5 ＿＿○＿＿

F100 処方料「注8」にかかる通知（12）（点24 p.581）

より。

問6 ＿＿○＿＿

平 16.7.7 事務連絡「特定疾患処方管理加算」より。

問7 ＿＿×＿＿

投薬の通則にかかる通知「屯服薬とは」（点24 p.575）より。この場合，内服薬として算定します。

問8 ＿＿×＿＿

F000 調剤料にかかる通知（3）より。外泊期間中および入院実日数を超えた分については算定できません。

問9 ＿＿○＿＿

F100 処方料「1」より。

問10 ＿＿×＿＿

F400 処方箋料「注6」，F400 にかかる通知（12）より。一般名処方加算2を算定します。

B 《実技計算問題／投薬》

問11 ＿＿2×5＝10点＿＿

PL 配合顆粒 1g が 6.50 円なので，6.50 円×3g ＝ 19.50 円です。それを 10 で割って点数に置き換えると，19.50 ÷ 10 ＝ 1.95 点となり，小数点以下五捨五超入に当てはめると 2 点となります。それを 5 日分出していますから，2 点×5 日分と解きます。

問12 ＿＿68×1＝68点＿＿

モーラステープは貼付剤なので，外用薬です。1 枚 19.30 円で，外用薬は 1 回に出した分をまとめて算定

しますから，19.30 × 35 と計算します。

19.30 円× 35 枚 ＝ 675.5 円

675.5 ÷ 10 ＝ 67.55 点→小数点以下五捨五超入に当てはめると，68 点×1 となります。

問13 ＿＿1×3＝3点＿＿

ロキソニンを疼痛時に飲むよう指示していますし，書き方を見ても屯服とわかります。1 錠 10.10 円なので，10.10 円→15 円未満は 1 点　1 点×3 回分 ＝ 3 点となります。

問14

⑳ 投薬	㉑ 内服	薬剤		7	単位	14
		調剤	11 × 1	回		11
	㉒ 屯服	薬剤			単位	
	㉓ 外用	薬剤			単位	
		調剤	×		回	
	㉕ 処　方		42 × 1	回		42
	㉖ 麻　毒			回		
	㉗ 調　基					

㉑　ラシックス錠 20mg 1T
　　アルダクトンA錠 25mg 1T　　　　2 × 7

ラシックス 1T ＝ 9.80 円とアルダクトン 1T ＝ 14.50 円を足すと，9.80 ＋ 14.50 ＝ 24.30 円になります。それを 10 で割り点数に置き換えると，24.30 ÷ 10 ＝ 2.43 となり，五捨五超入すると 2 点になりますので，答えは 2 点× 7 日分 ＝ 14 点となります。

院内処方の場合，処方料と内服調剤料を算定できます。

7 日分 ＝ 7 単位です。

問15

⑳ 投薬								㉑	ロキソプロフェン錠 60mg「EMEC」60mg 3T	
	㉑ 内服	薬剤	5	単位	45				メチコバール錠 500μg 0.5mg 3T	
		調剤	11 × 1	回	11				デパス錠 0.5mg 3T	9 × 5
	㉒ 屯服	薬剤		単位						
	㉓ 外用	薬剤		単位						
		調剤	×	回						
	㉕ 処	方	42 × 1	回	42					
	㉖ 麻	毒	1	回	2					
	㉗ 調	基			14					

Point

薬剤師常勤なので，F500 調剤技術基本料14点が算定できます。
デパスは向精神薬です。麻薬等加算が処方料と調剤料それぞれに1点ずつ算定できます。

問16

⑳ 投薬								㉑	ジアゼパム錠 2「トーワ」2mg 2T	1 × 5
	㉑ 内服	薬剤	5	単位	5					
		調剤	11 × 1	回	11					
	㉒ 屯服	薬剤		単位						
	㉓ 外用	薬剤		単位						
		調剤	×	回						
	㉕ 処	方	42 × 1	回	42					
	㉖ 麻	毒	1	回	2					
	㉗ 調	基			14					

Point

ジアゼパム錠は向精神薬です。麻薬等加算が処方料と調剤料それぞれに1点ずつ算定できます。薬剤は15円以下なので1点です。

問17

⑳ 投薬								㉑	アスベリン散 10%1.2g	
	㉑ 内服	薬剤	3	単位	6				ペリアクチン散 1%1.2g	2 × 3
		調剤	11 × 1	回	11			㉓	ホクナリンテープ 1mg 7枚	20 × 1
	㉒ 屯服	薬剤		単位						
	㉓ 外用	薬剤	1	単位	20					
		調剤	8 × 1	回	8					
	㉕ 処	方	42 × 1	回	42					
	㉖ 麻	毒		回						
	㉗ 調	基								

Point

処方料の乳幼児加算は3歳未満が対象のため，この問題では加算はありません。

問18

⑳ 投薬								㉑	テオドール錠 200mg 2T	
	㉑ 内服	薬剤	28	単位	112				メプチン錠 50μg 0.05mg 2T	4 × 28
		調剤	11 × 1	回	11			㉕	特処	56 × 1
	㉒ 屯服	薬剤		単位						
	㉓ 外用	薬剤		単位						
		調剤	×	回						
	㉕ 処	方	× 1	回	98					
	㉖ 麻	毒		回						
	㉗ 調	基								

Point

気管支喘息が主病の患者に特定疾患の薬剤が28日以上処方されていますので，特定疾患処方管理加算56点を算定できます。特処 を加算した場合，処方の項は空欄にして回数と合計点数を記載します。

投薬

問 19

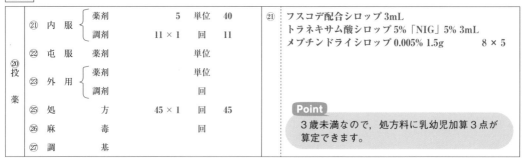

⑳投薬	㉑ 内　服	薬剤	5	単位	40	㉑ フスコデ配合シロップ 3mL トラネキサム酸シロップ 5%「NIG」5% 3mL メプチンドライシロップ 0.005% 1.5g　8 × 5
		調剤	11 × 1	回	11	
	㉒ 屯　服	薬剤		単位		
	㉓ 外　用	薬剤		単位		
		調剤		回		
	㉕ 処　方		45 × 1	回	45	
	㉖ 麻　毒			回		
	㉗ 調　基					

Point
3歳未満なので，処方料に乳幼児加算3点が算定できます。

問 20

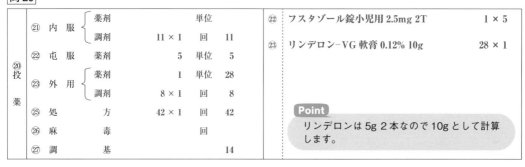

⑳投薬	㉑ 内　服	薬剤		単位		㉒ フスタゾール錠小児用 2.5mg 2T　1 × 5 ㉓ リンデロン-VG 軟膏 0.12% 10g　28 × 1
		調剤	11 × 1	回	11	
	㉒ 屯　服	薬剤	5	単位	5	
	㉓ 外　用	薬剤	1	単位	28	
		調剤	8 × 1	回	8	
	㉕ 処　方		42 × 1	回	42	
	㉖ 麻　毒			回		
	㉗ 調　基				14	

Point
リンデロンは5g 2本なので10gとして計算します。

問 21

(80)その他	処方箋	1 回	60	(80) 処方箋料3　60 × 1
	薬　剤			

Point
院外処方の処方箋料の記載は，投薬欄ではなく，「その他」の欄になりますので注意しましょう。

問 22

(80)その他	処方箋	1 回	68	(80) 処方箋料3 一般2　68 × 1
	薬　剤			

処方料と処方箋料は，投薬する薬剤の種類がいくつであるかによって点数が異なります。「種類」の数え方にはいくつかルールがあり，例えば，所定単位当たりの薬価が205円以下の場合，「1種類」とみなします。

多剤投与の場合，以下のように計算します。

《①の処方》

ブロプレス1Tとリピトール1Tとラシックス1Tを足しますので，(60.60円) + (28.50円) + (9.80円) = 98.9円になります。それを10で割ると，98.9 ÷ 10 = 9.89で，10点× 28日分であることがわかります。多剤投与の基本的考え方として，1剤1日分が20点以下の場合，そのなかに何銘柄あっても1種類と見なします。この場合は10点ですから，1種類と判断します。

《②の処方》

エクメット配合錠HD 2Tは，50.20円× 2 = 100.4。100.4 ÷ 10 = 10.04 → 10点× 28日分となります。

《③の処方》

ウルソデオキシコール酸錠（一般名：ウルソデオキシコール酸，薬価基準に般の記載あり）3T，メチコバール3T，ロキソプロフェン3Tを足します。

(8.70円× 3 = 26.1) + (10.10円× 3 = 30.3) + (9.80円× 3 = 29.40) = 85.80

85.80 ÷ 10 = 8.58 → 9点× 28日分となり，1剤1日分が20点以下ですので，薬剤は3銘柄ですが，1種類と見なします。

以上より，薬剤は①1種類，②1種類，③1種類，の計3種類となり，内服薬6種類以下です。F400処方箋料「3」1及び2以外の場合に当てはまりますので，**処方箋料60点**での算定となります。

また，処方した薬のうち1品目〔ウルソデオキシコール酸錠100mg〕が一般名処方なので，「注6」「ロ」**一般名処方加算2（8点）**を加算します。

合計は，60 + 8 = 68点となります。摘要欄には内訳を記載しましょう。

多剤投与の場合は，院外処方箋であっても，上記のように処方箋料の点数を判断するために，処方ごとに計算して何種類になるのか判断する必要があります。

問23

⑳投薬	㉑ 内 服	薬剤		56	単位	554	㉑ ㊛
		調剤	11 × 1		回	11	プロプレス錠8 1T
	㉒ 屯 服	薬剤			単位		ルセフィ錠2.5mg 1T
	㉓ 外 用	薬剤			単位		アトルバスタチン錠5mg「サワイ」1T
		調剤		×	回		マグミット錠330mg 1T　　　　21 × 14
	㉕ 処　方		29 × 1		回	29	エクメット配合錠HD 2T
	㉖ 麻　毒			1	回	2	ファモチジン錠20mg「トーワ」2T
	㉗ 調　基						レパグリニド錠0.25mg「サワイ」2T　14 × 14

㉑ ㊛
プロプレス錠8 1T
ルセフィ錠2.5mg 1T
アトルバスタチン錠5mg「サワイ」1T
マグミット錠330mg 1T　　　　　　　　21 × 14
エクメット配合錠HD 2T
ファモチジン錠20mg「トーワ」2T
レパグリニド錠0.25mg「サワイ」2T　　14 × 14
ロキソプロフェン錠60mg「EMEC」3T
エペリゾン塩酸塩50mg錠 3T
メチコバール錠500μg 0.5mg 3T　　　　8 × 14
デパス錠0.5mg 1T　　　　　　　　　　1 × 14
　　　　　　　　　　　　　　　　　　　　△ 62

Rp①を計算すると，21点×14日分になります。

②は，14点×14日分，③は，8点×14日分，④は，1点×14日分となり，7種類以上投与と判断できます。

①21 × 14 = 294，②14 × 14 = 196，③8 × 14 = 112，④1 × 14 = 14

①＋②＋③＋④＝616点ですが，7種類以上は減額算定をしますので，616 × 0.9 = 554.4点（端数は四捨五入）→554点になります。レセプト記載は，㊛と差額分を△ 62と記載します。記載要領は，テキストや診療点数早見表で確認しましょう。

F100処方料「2」7種類以上の内服薬に当てはまりますので，処方料は29点を算定します。

C 《実技レセプト作成問題／投薬》

問24

（　　　床）

傷病名	(1) 気管支喘息（主） (2) 急性腸炎，感冒 (3)	診療開始日	(1) 令和 4年 4月 4日 (2) 令和 6年 3月 12日 (3)　　年　　月　　日	転帰	治ゆ	死亡	中止	診療実日数	保険	1日
									公費①	日
									公費②	日

⑪ 初　診	時間外・休日・深夜	回	点	公費分点数			
⑫再診	再　診	114 ×	1回	114	⑫	明	
	外来管理加算	52 ×	1回	52	⑬	薬情　　　　　　　　　　4 × 1	
	時　間　外	×	回			特　　　　　　　　　225 × 1	
	休　　日	×	回		㉑	小児用ムコソルバンDS1.5% 0.9g	
	深　　夜	×	回			アスベリン散10% 0.5 g	
⑬ 医学管理			229			ペリアクチン散1% 0.5g　　　　3 × 7	

⑬ 医学管理　229

クラリスドライシロップ10% 小児用100mg 1.5g　13 × 7

シングレア細粒4mg 1包　　　　9 × 28

⑳投薬	㉑内服	薬剤		42単位	364
		調剤	11 ×	1回	11
	㉒屯服	薬剤		単位	
	㉓外用	薬剤		1単位	81
		調剤	8 ×	1回	8
	㉕処　方		×	1回	98
	㉖麻　毒			回	
	㉗調　基				14

㉓ ホクナリンテープ1mg 28枚　　　　81 × 1

㉕ 特処　　　　　　　　　　　　　56 × 1

Point 5歳の患者ですので，A001「注4」乳幼児加算の算定もれに気を付けましょう。

療養の給付 保険	請求	点	※決定	点	一部負担金
	971				減額　割（円）免除・支払猶予

問 25

| 傷病名 | (1) 高血圧症（主） (2) 脳梗塞 (3) 慢性気管支炎 (4) 不眠症 (5) 便秘症 | | | 診療開始日 | (1) 平成28年 8月 3日 (2) 令和 4年 6月 18日 (3) 令和 6年 10月 9日 (4) 令和 6年 10月 9日 (5) 令和 6年 10月 9日 | 転帰 | 治ゆ | 死亡 | 中止 | 診療実日数 | 保険 公費① 公費② | （　床） 1日 日 日 |

⑪ 初 診		時間外·休日·深夜	回	点	公費分点数
⑫ 再診	再 診	76 ×	1回	76	
	外来管理加算	×	回		
	時 間 外	×	回		
	休 日	×	回		
	深 夜	×	回		
⑬ 医学管理				660	
⑭ 在宅	往 診		回		
	夜 間		回		
	深夜·緊急		回		
	在宅患者訪問診療		回		
	その他				
	薬 剤				
⑳ 投薬	㉑内服 { 薬剤		66 単位	412	
	㉑内服 { 調剤	11 ×	1回	11	
	㉒屯服 薬剤		単位		
	㉓外用 { 薬剤		単位		
	㉓外用 { 調剤	×	回		
	㉕処 方	42 ×	1回	42	
	㉖麻 毒		1回	2	
	㉗調 基				

⑫ 明

⑬ 生1高　　　　　　　　　　　　660 × 1

㉑ レンドルミン錠 0.25mg 1T
　 デパス錠 0.5mg 1T　　　　　　　2 × 28

　 プラビックス錠 75mg 1T
　 オルメテック OD 錠 20mg 1T
　 ランソプラゾール OD 錠 15mg「トーワ」　12 × 28
　　 15mg 1T

　 ラキソベロン内用液 0.75% 1 mL　　2 × 10

療養の給付	保険	請求 1,203	点	※決定	点	一部負担金額　円
						減額　割（円）免除·支払猶予

投薬

98

6 注射 (第2章 特掲診療料 第6部 注射)

A 《学科問題／注射》

問1 ◯

通則3，「通則」にかかる通知「2生物学的製剤注射加算」(1) より。

問2 ×

G004点滴注射にかかる通知「静脈内注射，点滴注射，中心静脈注射又は植込型カテーテルによる中心静脈注射の併施」より，主たるもののみを算定します。

問3 ◯

G020無菌製剤処理料にかかる通知「無菌製剤処理料」(1) より。

問4 ◯

G005-2にかかる通知「中心静脈注射用カテーテル挿入」(4) より。

問5 ×

G012結膜下注射にかかる通知「結膜下注射」(1) より。片眼ごとに算定します。

問6 ◯

G004点滴注射「注3」血漿成分製剤加算より。

問7 ◯

G000皮内，皮下及び筋肉内注射にかかる通知 (2) より。

B 《実技計算問題／注射》

問8 31点 (25点 + 6点)

㉚注射	㉛皮下筋肉内	1回	31	㉛	アタラックス-P 注射液 (25mg/mL) 2.5% 1mL 1A	31 × 1
	㉜静脈内	回				
	㉝その他	回				

まず，手技料を計算します。IMとは筋肉内注射のことです。G000皮内，皮下及び筋肉内注射25点を算定します。

次に，薬剤料を計算します。アタラックス-P注射液 (2.5% 1mL) は57円。10で割ると，$57 \div 10 = 5.7$ となり，それを五捨五超入し，6点となります。

25点 + 6点 = 31点となります (手技料と薬剤料を合算した点数×回数を記載します)。

問9 31点 (25点 + 6点)

㉚注射	㉛皮下筋肉内	1回	31	㉛	アタラックス-P 注射液 (50mg/mL) 5% 1mL 0.7A	31 × 1
	㉜静脈内	回				
	㉝その他	回				

手技料はG000より25点。アタラックス-P注射液50mg1Aの7／10を使用していますが，アンプル剤なので，残量廃棄の考えから，1Aの薬液量で算定します。$59 円 \div 10 = 5.9 \to 6$ 点。

25点 + 6点 = 31点となります。 **Point** 摘要欄には使用量を記載します。

問10 50点 (37点 + 13点)

㉚注射	㉛皮下筋肉内	回		㉜	アドナ注 (静脈用) 100mg 0.5% 20mL 1A	50 × 1
	㉜静脈内	1回	50			
	㉝その他	回				

薬品名から静注であることがわかります。G001静脈内注射37点。アドナ注 (静脈用) 100mgは，$132 円 \div 10 = 13.2 \to 13$ 点。37点 + 13点 = 50点となります。

問11 40点 (25点 + 15点)

㉚注射	㉛皮下筋肉内	1回	40	㉛	ソセゴン注射液 15mg 1A アタラックス-P 注射液 (25mg/mL) 2.5% 1mL 1A	40 × 1
	㉜静脈内	回				
	㉝その他	回				

手技料は，G000の25点。ソセゴンとアタラックスを混注 (混ぜて注射) しています。89円 + 57円 = 146円。$146 \div 10 = 14.6 \to 15$ 点。25 + 15 = 40点。

問12 <u>64 点</u>（37 点 + 27 点）

㉚注射	㉛皮下筋肉内		回		㉜	ガスター注射液 20mg 2mL 1A 生理食塩液「NP」20mL 1A	
	㉜静 脈 内		1 回	64			64 × 1
	㉝そ の 他		回				

　IV とは静脈内注射のことです。手技料は G001 静脈内注射 37 点。

　ガスターと生食を混注しています。146 円 + 121 円 = 267 円。267 ÷ 10 = 26.7 → 27 点。37 + 27 = 64 点。

問13 <u>120 点</u>（102 点 + 18 点）

㉚注射	㉛皮下筋肉内		回		㉝	点滴注射	102 × 1
	㉜静 脈 内		回			ソリタ-T3 号輸液 500mL 1 袋	18 × 1
	㉝そ の 他		2 回	120		**Point** 点滴注射は㉝その他欄に記載します。	

　点滴注射と書かれているので，まず点滴手技料を考えます。薬剤の使用量が 500mL 以上なので，G004 点滴注射「2」102 点を算定することがわかります。

　次に薬剤料を計算します。ソリタは 176 円なので，176 ÷ 10 = 17.6 → 18 点。点滴注射の場合，摘要欄には，手技料と薬剤料を分けて記載します。点滴注射の手技料は「1 日につき」の算定だからです。

問14 <u>218 点</u>（102 点 + 116 点）

㉚注射	㉛皮下筋肉内		回		㉝	点滴注射	102 × 1
	㉜静 脈 内		回			ブドウ糖注射液 5% 500mL 3 袋 ブドウ糖注射液 5% 250mL 1 瓶	
	㉝そ の 他		2 回	218		ブドウ糖注射液 5% 50mL　1 瓶	116 × 1

　薬剤の使用量が 500mL 以上なので，G004 点滴注射「2」102 点を算定します。

　次に薬剤料を計算します。ブドウ糖 5% 500mL = 243 円。3 袋使用しているので，243 × 3 = 729 円。ブドウ糖 5% 250mL とブドウ糖 5% 50mL はそれぞれ 1 瓶ずつなので，729 円 + 284 円 + 145 円 = 1,158 円。1,158 ÷ 10 = 115.8 → 116 点。

問15 <u>54 点</u>（25 点 + 29 点）

㉚注射	㉛皮下筋肉内		1 回	54	㉛	アプレゾリン注射用 20mg 1A 注射用水 5mL 1A	
	㉜静 脈 内		回				54 × 1
	㉝そ の 他		回				

　IM は筋肉内注射のこと。G000 より 25 点。

　「Aq 5mL 使用」と書かれていますが，Aq とは注射用水（希釈水）のことです。薬価基準等にも Aq の記載があります。アプレゾリン 233 円 + 注射用水 62 円 = 295 円。295 ÷ 10 = 29.5 → 29 点。25 + 29 = 54 点になります。

問16 <u>119 点</u>（80 点 + 39 点）

㉚注射	㉛皮下筋肉内		回		㉝	関節腔内注射（左膝） ケナコルト -A 筋注用関節腔内用水懸注	
	㉜静 脈 内		回			40mg／1mL　0.5 瓶	119 × 1
	㉝そ の 他		1 回	119			

　関節腔内注射の手技料は，G010 の 80 点で算定します。

　ケナコルト-A は 1 瓶 785 円ですが，使用したのは半分の 0.5 瓶なので，785 円 × 0.5 = 392.5 円。392.5 ÷ 10 = 39.25 → 39 点となります。80 点 + 39 点 = 119 点。関節腔内注射は薬剤料と合算してレセプトに記載します。

問17 <u>185 点</u>（153 点 + 32 点）

㉚注射	㉛皮下筋肉内		回		㉝	点滴注射	153 × 1
	㉜静 脈 内		回			ブドウ糖注射液 5% 100mL 1 袋 ビタミン C 注「フソー」100mg 1A	
	㉝そ の 他		2 回	185		ビタミン B₁ 注 10mg「イセイ」1A （経口によるビタミン摂取困難）	32 × 1

　まずは点滴手技料を計算しましょう。3 歳の患者への点滴で，100mL 以上であることが判りますので，G004「1」105 点 + 「注 2」乳幼児加算 48 点 = 153 点になります。

注
射

次に薬剤料を計算します。ブドウ糖注射液 151 円＋ビタミン C 注 84 円＋ビタミン B₁ 注 84 円 ＝ 319 円です。319 ÷ 10 ＝ 31.9 → 32 点となります。点滴手技料 153 点＋ 32 点＝ 185 点。

※乳幼児や妊婦等，経口投与による栄養等の摂取，補給が困難な患者の場合，点滴によりビタミン剤を摂取させることがあります。その際は，レセプトの摘要欄にその旨を記載します。書き方については，レセプト記載要領をご覧ください。

問 18 <u>70 点</u>（37 点＋ 33 点）

㉚注射	㉛皮下筋肉内		回		㉜	レミゲン静注 20mL　2A
	㉜静　脈　内		1 回	70		アスコルビン酸注射液 500mg 1A
	㉝そ　の　他		回			グルタチオン注射用
						200mg「タイヨー」　1A
						70 × 1

静脈内注射です。手技料は G001 の 37 点。レミゲン静注は 2A なので，57 円× 2 ＝ 114 円。他はそれぞれ 1A ずつなので，114 円＋ 84 円＋ 129 円＝ 327 円。327 円÷ 10 ＝ 32.7 → 33 点。37 ＋ 33 ＝ 70 点になります。

グルタチオン注射用は薬価基準等に Aq とありますが，混注により溶解することができる場合は使用しません。

C 《実技レセプト作成問題／注射》

問 19

傷病名	(1) 蕁麻疹						診療開始日	(1) 令和 6 年 8 月 8 日				転帰	治ゆ	死亡	中止	診療実日数	保険	2 日
	(2)							(2) 　年　月　日									公費①	日
	(3)							(3) 　年　月　日									公費②	日

⑪	初　　診	時間外・休日・深夜	1 回	376 点	公費分点数		⑬	薬情				4 × 1
⑫再診	再　　　診	75 ×	1 回	75			㉒	ジルテック錠 5　5mg 1 T				2 × 5
	外来管理加算	52 ×	1 回	52			㉜	強力ネオミノファーゲンシー静注 20mL　2A				61 × 1
	時　間　外	×	回					強力ネオミノファーゲンシー静注 20mL　1A				49 × 1
	休　　日	×	回									
	深　　夜	×	回									
⑬	医学管理			4								

⑳投薬	㉑内服 薬剤		単位			
	調剤	11 ×	1 回	11		
	㉒屯服　薬剤		5 単位	10		
	㉓外用 薬剤		単位			
	調剤	×	回			
	㉕処　　方	42 ×	1 回	42		
	㉖麻　　毒		回			
	㉗調　　基			14		
㉚注射	㉛皮下筋肉内		回			
	㉜静　脈　内		2 回	110		
	㉝そ　の　他		回			

Point

G001 静脈内注射 37 点。
8 月 8 日の強力ネオミノファーゲンシー静注は 2A なので 24 点。
37 点＋ 24 点＝ 61 点です。

療養の給付	保険	請求 694 点	※決定 点	一部負担金額 円
				減額　割（円）免除・支払猶予

									(　床)

傷病名
(1) 変形性膝関節症（両側）（主）
(2) リウマチの疑い
(3)

診療開始日						転帰	治ゆ	死亡	中止	診療実日数	保険	2 日
(1)	令和 4 年	6 月	6 日								公費①	日
(2)	令和 6 年	6 月	5 日								公費②	日
(3)	年	月	日									

⑪	初　　診	時間外・休日・深夜	回	点	公費分点数
⑫再診	再　　診	76 ×	2 回	152	
	外来管理加算	52 ×	2 回	104	
	時　間　外	×	回		
	休　　日	×	回		
	深　　夜	×	回		
⑬	医学管理				

⑳投薬	㉑内服 薬剤		28 単位	168
	調剤	11 ×	2 回	22
	㉒屯服 薬剤		単位	
	㉓外用 薬剤		2 単位	72
	調剤	8 ×	2 回	16
	㉕処　　方	42 ×	2 回	84
	㉖麻　　毒		回	
	㉗調　　基			14
㉚注射	㉛皮下筋肉内		回	
	㉜静　脈　内		回	
	㉝そ　の　他		4 回	612

療養の給付	保険	請求	点	※決定	点	一部負担金額　円
		1,244				減額　割 (円) 免除・支払猶予

⑫明

㉑　ロキソニン錠 60mg　3T
　　レバミピド錠 100mg「トーワ」3T　　　　　　　　6 × 28

㉓　ロキソニンテープ 50mg
　　（7cm × 10cm）21 枚（1 日 1 枚）　　　　　　27 × 1
　　ロキソニンテープ 50mg
　　（7cm × 10cm）35 枚（1 日 1 枚）　　　　　　45 × 1

㉝　関節腔内注射（右膝）
　　アルツディスポ関節注 25mg 1% 2.5mL 1 筒　　153 × 2
　　関節腔内注射（左膝）
　　アルツディスポ関節注 25mg 1% 2.5mL 1 筒　　153 × 2

Point
貼付剤を投与した場合，1 日あたりの使用枚数または投与日数を記載します（記載要領より）。

注射

　関節腔内注射（G010　80点）は対称器官それぞれに行った場合，左右別々に算定できます。摘要欄には（右膝）（左膝）の記載をします。

7 処置 （第2章 特掲診療料　第9部 処置） 🌡

問1 ＿＿◯＿＿

J001 熱傷処置「注1」より。

問2 ＿＿×＿＿

創傷処置にかかる通知「創傷処置」(5) より。

問3 ＿＿◯＿＿

J020 胃持続ドレナージ「注」より。

問4 ＿＿×＿＿

J038 人工腎臓「注7」より1日の算定となる。

問5 ＿＿×＿＿

J045 人工呼吸「注1」より。

問6 ＿＿◯＿＿

J057-2 面皰圧出法にかかる通知より。面皰（めんぽう）は，にきびのことです。

問7 ＿＿×＿＿

J086 眼処置「注2」より。

問8 ＿＿×＿＿

J089 睫毛抜去の「注1」より。

問9 ＿＿◯＿＿

J115 超音波ネブライザにかかる通知「超音波ネブライザ」より。

問10 ＿＿×＿＿

J119-4 肛門処置にかかる通知 (4) より。

問11 ＿＿◯＿＿

J044 救命のための気管内挿管にかかる通知 (2) より。

問12 ＿＿×＿＿

J043-6 人工膵臓療法の「注」と通知 (5) より3日を限度として算定する。

◆ 《実技計算問題／処置》

問13 55点

⑭処置		1回	55	⑭	皮膚科軟膏処置 300㎠（左下腿）	55 × 1
	薬剤					

> J053 皮膚科軟膏処置「1」

問14 340点

⑭処置		2回	340	⑭	鶏眼・胼胝処置（右足底部）	170 × 2
	薬剤					

> J057-3 鶏眼・胼胝処置「注」より月2回に限り算定できます。鶏眼（けいがん）は「うおのめ」，胼胝（べんち）は「たこ」のことです。

問15 35点

⑭処置		1回	35	⑭	消炎鎮痛等処置（器具等による療法）	35 × 1
	薬剤					

> 1日につきの算定です。

J119 消炎鎮痛等処置「2」。　**Point** 摘要欄への記載は消炎鎮痛等処置「2」でも構いません。

問16 500点

⑭処置		1回	500	⑭	絆創膏固定術（右足首）	500 × 1
	薬剤					

> J001-2 絆創膏固定術

問17 472点

⑭処置		1回	472	⑭	熱傷処置 600～700㎠（両下肢）外 （初回令和6年6月6日）	472 × 1
	薬剤					

診療時間外に受診しています。150点以上の処置なので，「通則5」の「ロ」(2) 時間外加算2が算定できます。J001 熱傷処置「3」〔600㎠～700㎠は，J001 熱傷処置「3」500㎠以上3000㎠未満（337点）に相当〕337点＋（337点 × 0.4 ＝ 134.8点）で，471.8点→（四捨五入）472点となります。また，熱傷処置は初回の処置を行った日から起算して2カ月以内算定が可能です。摘要欄に初回処置年月日を記載します。

問18 2,036点

> J038 人工腎臓「1」「ロ」

⑭処置		1回	2,036	⑭	人工腎臓「1」「ロ」 算定日：3日	2,036 × 1
	薬剤					

> 人工腎臓を算定した日を記入します。

問 19	27 点

㊵処置	1回	27	㊵	耳処置（両側）	27 × 1
	薬剤				

処置の「通則3」にかかる通知とJ095「注2」より，簡単な耳垢栓除去は基本診療料に含まれますので，J095 耳処置のみ算定します。処置の「通則6」より耳処置は（片側）であっても（両側）であっても同じ点数を算定します。（対称器官）

問 20	12 点

㊵処置	1回	12	㊵	ネブライザ	12 × 1
	薬剤				

吸入は基本診療料に含まれています（処置の「通則3」にかかる通知より）ので，算定できるのは，J114 ネブライザ12点のみになります。

問 21	220 点

㊵処置	1回	220	㊵	耳垢栓塞除去（複雑なもの）（両側） 耳鼻咽喉科乳幼児処置加算	220 × 1
	薬剤				

6歳未満の乳幼児加算が算定できますが，耳鼻咽喉科で行っていますので，J113 耳垢栓塞除去「2」160点＋通則7 耳鼻咽喉科乳幼児処置加算60点＝220点となります。この場合，J113の注にある乳幼児加算は算定できません。

問 22	酸素吸入　65 点
	酸素加算　16 点

㊵処置	2回	81	㊵	酸素吸入	65 × 1
	薬剤			酸素加算（大型ボンベ） （0.42円× 300L × 1.3）÷ 10	16 × 1

手技料はJ024 酸素吸入65点です。酸素の計算に慣れましょう。酸素は円と点数それぞれで端数処理を行います。1L＝0.42円の酸素を300L使用していますので，0.42円× 300L＝126円です。これに補正率1.3を掛けなければなりませんから126 × 1.3＝163.8円となります。1円未満の端数を四捨五入して整数にすると164円なので，164 ÷ 10＝16.4 → 16点が酸素加算の点数になります。

問 23	酸素吸入　65 点
	酸素加算　36 点

㊵処置	2回	101	㊵	酸素吸入	65 × 1
	薬剤			酸素加算（液化酸素 CE） （0.19円× 1,440L × 1.3）÷ 10	36 × 1

手技料はJ024の65点です。次に，酸素吸入を行った時間を確認しましょう。11：00〜17：00ということなので，6時間行ったことになります。1分間に4Lということは，1時間に240L使用（4L × 60分）しています。それを6時間行ったので，総量は240L × 6時間＝1440Lです。酸素価格が1L＝0.19円ですから，0.19 × 1440 × 1.3（補正率）＝355.68。1円未満の端数は四捨五入して整数にするので356円となり，それを10で割って点数にします。よって，356 ÷ 10＝35.6 → 36点が酸素加算の点数になります。

酸素は請求欄のどこに書くの？

問題集やテキストによって，手技料（酸素吸入など）と合算して問22，問23のように記載する解答と，酸素の点数を薬剤料として合算する解答がありますが，どちらもよいとされています。

〔酸素の記載例〕（記載要領より）（単価0.19円の場合の酸素購入価格）

処置名　酸素吸入　　　　　　　65 × 1

酸素の加算（液化酸素 CE）　　7 × 1

（0.19円× 300L × 1.3）÷ 10＝7点

請求単価　使用量　補正率　　端数は四捨五入して整数にしておくことが大事です！

104

処
置

C 《実技レセプト作成問題／処置》

問 24

(床)

傷病名	(1)	急性喉頭炎
	(2)	アレルギー性鼻炎
	(3)	

診療開始日	(1)	令和 6 年 9 月 4 日
	(2)	令和 6 年 9 月 20 日
	(3)	年 月 日

転帰 治ゆ 死亡 中止

保険 2日
公費① 日
公費② 日

⑪ 初 診	時間外・休日・深夜	1回	291 点	公費分点数
再 診	76 ×	1 回	76	
⑫ 外来管理加算	×	回		
再診 時 間 外	×	回		
休 日	×	回		
深 夜	×	回		
⑬ 医学管理			4	

⑫ 明

⑬ 薬情 　　　　　　4 × 1

㉑ セチリジン塩酸塩錠 10mg「イワキ」1T　　1 × 14

㉓ ナゾネックス点鼻液 50μg 56 噴霧用 5mg 10g 1 瓶　86 × 1

⑳ 投薬:
㉑内服 薬剤	14 単位	14
調剤	11 × 1 回	11
㉒屯服 薬剤	単位	
㉓外用 薬剤	1 単位	86
調剤	8 × 1 回	8
㉕処 方	42 × 1 回	42
㉖麻 毒	回	
㉗調 基		

㉚注射:
㉛皮下筋肉内	回
㉜静 脈 内	回
㉝その他	回

⑳ 鼻処置　　　　　　　　　　　　　　16 × 1
間接喉頭鏡下喉頭処置（喉頭注入含む）　32 × 1
ネブライザ　　　　　　　　　　　　12 × 2
ホスミシンS 耳科用 3% 30mg 1mL
リンデロン点眼・点耳・点鼻液 0.1% 0.5mL
滅菌精製水 2mL　　　　　　　　　11 × 1

ザジテン点鼻液 0.05% 6.048mg 8mL 0.1 瓶
リンデロン点眼・点耳・点鼻液 0.1% 0.5mL
滅菌精製水 2mL　　　　　　　　　7 × 1

| ⑳ 処置 | 4 回 | 72 |
| 薬剤 | | 18 |

| 療養の給付 保険 | 請求 622 点 | ※決定 点 | 一部負担金額 円 |

減額 割（円）免除・支払猶予

問 25

(床)

傷病名	(1)	頸肩腕症候群（主）
	(2)	右肩関節痛
	(3)	

診療開始日	(1)	令和 5 年 7 月 5 日
	(2)	令和 6 年 3 月 7 日
	(3)	年 月 日

転帰 治ゆ 死亡 中止

保険 3日
公費① 日
公費② 日

⑪ 初 診	時間外・休日・深夜	回	点	公費分点数
再 診	76 ×	3 回	228	
⑫ 外来管理加算	×	回		
再診 時 間 外	×	回		
休 日	×	回		
深 夜	×	回		
⑬ 医学管理			4	

⑫ 明

⑬ 薬情 　　　　　　4 × 1

㉑ ロキソプロフェン錠 60mg「EMEC」3T
セルベックスカプセル 50mg 3C　　　6 × 14

㉓ ボルタレンテープ 15mg（7cm × 10cm）
63 枚（1 日 2 枚）　　　　　　　　77 × 1

⑳ 消炎鎮痛等処置（器具等による療法）　35 × 3

⑳ 投薬:
㉑内服 薬剤	14 単位	84
調剤	11 × 1 回	11
㉒屯服 薬剤	単位	
㉓外用 薬剤	1 単位	77
調剤	8 × 1 回	8
㉕処 方	42 × 2 回	84
㉖麻 毒	回	
㉗調 基		14

㉚注射:
㉛皮下筋肉内	回
㉜静 脈 内	回
㉝その他	回

| ⑳ 処置 | 3 回 | 105 |
| 薬剤 | | |

| 療養の給付 保険 | 請求 615 点 | ※決定 点 | 一部負担金額 円 |

減額 割（円）免除・支払猶予

処置

8 手術 <small>(第2章 特掲診療料 第10部 手術)</small>

1 手術

A 《学科問題／手術》

問1 ___×___

「通則14」にかかる通知「『通則14』の『同一手術野又は同一病巣』」(1)より。「主たる手術」のみ算定。

問2 ___×___

「通則15」にかかる通知「『通則15』手術の中絶等の場合の算定方法」(2)より。

問3 _____

K000 創傷処理「注2」,通知「創傷処理,小児創傷処理」(4)より,頸部は露出部に該当します。

問4 ___○___

「通則13」にかかる通知より。

問5 _____

告示「複数手術に係る費用の特例」の別表第1(点24 p.738)より。K877とK886「1」を併施した場合は,点数の低い手術(従たる手術)の100分の50を合算して算定できます。

問6 ___○___

K044 骨折非観血的整復術にかかる通知「ギプスを使用した場合」より。

問7 ___×___

K059 骨移植術にかかる通知(2)より。複数移植した場合でも1回のみ算定します。

問8 ___×___

K089 爪甲除去術にかかる通知より。処置(J001-7)で算定します。

問9 ___×___

「通則12」にかかる通知「2」より。

問10 ___×___

K259 角膜移植術にかかる通知(1)より。

問11 _____

K933 イオントフォレーゼ加算「注」より,K300 鼓膜切開術に当たり,イオントフォレーゼを使用した場合に算定できます。

問12 ___A, B, F, G, H___

K000 創傷処理にかかる通知(4),平24.8.9事務連絡(点24 p.747)より。

問13 ___×___

「通則14」にかかる通知(2)の「ア」より。

B 《実技計算問題／手術》

問14 ___1,110点___

K001 皮膚切開術「2」より,1,110点を算定します。

問15 ___1,510点___(950点+460点+100点)

K000「5」950点+460点(「注2」真皮縫合加算)+100点(「注3」デブリードマン加算)=1,510点

問16 ___1,440点___(960点+480点)

K061「3」960点+960×50/100(「通則8」3歳以上6歳未満の幼児加算)となるので,960点+480点

=1,440点

問17 ___1,400点___(700点×2)

K214で算定する。第4款の眼の手術は片眼ごと算定するので,右側700点,左側700点。

問18 ___1,316点___(658点×2)

K222 結膜下異物除去術470点+470×40/100〔「通則12」「ロ」(2)時間外加算2〕=658点。左右それぞれ算定できます。

問19

⑤⑩			⑤⑩ 肛門周囲膿瘍切開術（22日）休	3,690 × 1
手麻	1回	3,690	リドカイン注射液 0.5% 3mL 2A	24 × 1
術酔 薬剤		24		

(K745 肛門周囲膿瘍切開術2,050点)+(「通則12」「ロ」(1)休日加算2 2,050点×80/100)なので,2,050点+1,640点=3,690点。リドカイン注射液 119円×2A =238円→24点。

問20

⑤⑩			⑤⑩ 胃切除術「2」（15日）	55,870 × 1
手麻	3回	63,870	自動縫合器加算（1個）	2,500 × 1
術酔 薬剤			自動吻合器加算（1個）	5,500 × 1

K655 胃切除術「2」55,870点+K936 自動縫合器加算2,500点+K936-2 自動吻合器加算5,500点=63,870点。

手術

問 21

				⑤	顎関節脱臼非観血的整復術 外 (3 日)	574 × 1
⑤ 手麻 術酔		1 回	574			
	薬剤					

K430 顎関節脱臼非観血的整復術 410 点 + 410 × 40/100 = 574 点（速算法：410 × 1.4 = 574 点）

問 22

				⑤	陥入爪手術（簡単なもの）右第 1 趾（5 日）	
⑤ 手麻 術酔		1 回	1,400			1,400 × 1
					キシロカイン注射液 1% 10mL バイアル	11 × 1
	薬剤		11			

K091 陥入爪手術「1」簡単なもの，で算定します。「通則 14」にかかる通知（4）ア（ロ）より，1 指につき 1,400 点算定できます。

なお，第 1 趾は母趾（親指）のことです。（例）外反母趾

C 《実技レセプト作成問題／手術》

問 23

										(床)

傷病名	(1) 両下肢湿疹 (2) 背部慢性膿皮症 (3)	診療開始日	(1) 令和 6 年 7 月 5 日 (2) 令和 6 年 7 月 5 日 (3) 年 月 日	転帰	治ゆ 死亡 中止	診療実日数	保険 4 日 公費① 日 公費② 日

⑪ 初 診	時間外・休日・深夜	1 回	291 点	公費分点数	⑫	明	
⑫ 再診	再 診	76 ×	3 回	228			
	外来管理加算	×	回		⑭	創傷処置 1（背部）	52 × 1
	時 間 外	×	回			皮膚科軟膏処置 2（両下肢）	85 × 2
	休 日	×	回			リンデロン -VG 軟膏 0.12% 4g	11 × 2
	深 夜	×	回			皮膚科光線療法 1（両下肢）	45 × 1
⑬ 医学管理					⑤	皮膚切開術 1（背部）（16 日）	640 × 1
⑭ 在宅	往 診		回			キシロカイン注射液 1% 2mL	2 × 1
	夜 間		回				
	深夜・緊急		回		⑧	処方箋料 3	60 × 2
	在宅患者訪問診療		回				
	その他						
	薬 剤						

⑭ 処置		4 回	267	
	薬 剤		22	
⑤ 手麻術酔		1 回	640	
	薬 剤		2	

⑧ その他	処 方 箋	2 回	120
	薬 剤		

> **Point**
> K001 皮膚切開術 1 長径 10cm 未満で算定します。切開を加えた長さではなく，膿瘍等の大きさで判断します。
> 手術は算定日を記載します。

療養の給付	保険	請求 1,570	点 ※決定	点 一部負担金額 円
				減額 割（円）免除・支払猶予

> **Point**
> 創傷処置 100㎠未満について，入院中の患者に行った場合は，手術後のみ術後創傷処置として，手術日を起算日として 14 日間を限度に算定が認められます（J000 の「注 1」より）。

問 24

（　床）

傷病名		診療開始日		転帰				診療実日数	
	(1) **左外耳道異物**		(1) **令和 6** 年 **8** 月 **18** 日		(治ゆ)	死亡	中止	保険	**2** 日
	(2)		(2) 年 月 日					公費①	日
	(3)		(3) 年 月 日					公費②	日

区分	項目			点数	公費分点数
⑪ 初診	時間外・(休日)・深夜		回	**656** 点	
⑫ 再診	再診	**76** ×	**1** 回	**76**	
	外来管理加算	×	回		
	時間外	×	回		
	休日	×	回		
	深夜	×	回		
⑬ 医学管理					
⑭ 在宅	往診		回		
	夜間		回		
	深夜・緊急		回		
	在宅患者訪問診療		回		
	その他				
	薬剤				
⑳ 投薬	㉑内服 薬剤		単位		
	㉑内服 調剤	×	回		
	㉒屯服 薬剤		単位		
	㉓外用 薬剤		単位		
	㉓外用 調剤	×	回		
	㉕処方	×	回		
	㉖麻毒		回		
	㉗調基				
㉚ 注射	㉛皮下筋肉内		回		
	㉜静脈内		回		
	㉝その他		回		
㊵ 処置			**1** 回	**27**	
	薬剤				
㊿ 手術・麻酔			**1** 回	**598**	
	薬剤				
(60) 検査・病理			回		
	薬剤				
(70) 画像診断			回		
	薬剤				
(80) その他	処方箋		回		
	薬剤				

⑫	**(明)**	**1 × 1**
㊵	**耳処置**	**27 × 1**
㊿	**外耳道異物除去術（左）単純なもの (休)(幼)（18 日）**	**598 × 1**

療養の給付	保険	請求 **1,357** 点	※決定 点	一部負担金額 円 減額 割（円）免除・支払猶予

Point

K286 外耳道異物除去術「1」260 点

260 ＋（260 点× 0.5）＋（260 点× 0.8）＝ 598 点
（0.5：(幼)、0.8：(休)）

手術

② 輸血

Ⓐ 《学科問題／輸血》

問 1 ___○___

K920 輸血の通知「輸血料の算定単位」(1) より。

問 2 ___○___

K920 輸血の通知「輸血料の算定単位」(3) より。

問 3 ___×___

K920 輸血にかかる通知「自己血輸血」(2) より。

採血量ではなく，実際に輸血した 1 日当たりの量で算定します。使用しなかった自己血は算定できません。

問 4 ___○___

K920 輸血「注 5」より。

問 5 ___○___

K920 輸血「注 9」より。26 点を加算します。

Ⓑ 《実技計算問題／輸血》

問 6

㊵手麻術酔		1 回	500	㊵	自己血貯血 400mL（液状保存） （手術予定日：令和 6 年 5 月 24 日）	500 × 1
	薬剤					

自己血貯血を算定します。K920「3」自己血貯血「イ」(1) 液状保存の場合，で算定します。400mL = 200mL × 2 なので，250 点 × 2 = 500 点となります。外来で貯血した場合は，手術予定年月日の記載が必要。

問 7

㊵手麻		1 回	931	㊵	保存血液輸血 400mL 血液交叉試験加算（1 回） 間接クームス検査加算（1 回） 血液型検査（ABO・Rh 式）（1 回） 人全血液—LR「日赤」400mL に由来　1 袋	931 × 1 1,670 × 1
術酔	薬剤		1,670			

K920「2」保存血液輸血は，1 回目（初回）の 200mL が 450 点，2 回目の 200mL が 350 点なので，450 点 + 350 点 = 800 点と算定します。K920「注 8」より血液交叉試験加算（人全血液 1 袋使用につき）は 1 回 30 点，間接クームス検査加算（人全血液 1 袋使用につき）は 1 回 47 点です。また「注 5」より，血液型検査（ABO 式及び Rh 式）は 54 点です。800 点 + 30 点 + 47 点 + 54 点 = 931 点。

血液は，人全血液-LR「日赤」400mL1 袋が 16,700 円なので，点数に置き換えて 1,670 点となります。

Ⓒ 《実技レセプト作成問題／輸血》

問 8

(190 床)

傷病名	(1) 甲状腺機能亢進症（主） (2) 子宮筋腫 (3) 鉄欠乏性貧血

診療開始	(1) 令和 1 年 11 月 15 日 (2) 令和 5 年 9 月 4 日 (3) 令和 6 年 10 月 7 日	転帰	治ゆ 死亡 中止	診療実日数	保険 4 日 公費① 日 公費② 日

⑪	初 診	時間外・休日・深夜	回	点	公費分点数
⑫再診	再　　診	×	5 回	338	
	外来管理加算	×	回		
	時　間　外	×	回		
	休　　日	×	回		
	深　　夜	×	回		
⑬	医学管理			91	

⑫	複再 内科	38 × 1
⑬	薬情	4 × 1
	特	87 × 1
㉑	フェロ・グラデュメット錠 105mg　2T	1 × 20
㊵	自己血貯血　イ (2) 200mL 血液型検査（ABO 式及び Rh 式） （手術予定日：令和 6 年 11 月 5 日）	554 × 1
	自己血貯血　イ (2) 200mL	500 × 3

⑳投薬	㉑内服	薬剤		20 単位	20
		調剤	11 ×	2 回	22
	㉒屯服	薬剤		単位	
	㉓外用	薬剤		単位	
		調剤	×	回	
	㉕処　方		42 ×	2 回	84
	㉖麻　毒			回	
	㉗調　基				14

Point

貯血を行った月と手術月が異なるまたは貯血を外来で行った場合は，手術予定日を摘要欄に記載します。病院で特を算定している場合は，（　床）欄に許可病床数を記載します。

㊵手麻術酔	薬　剤		4 回	2,054

療養の給付	保険	請求 2,623	点 ※決定	点	一部負担金額 円
					減額 割（円）免除・支払猶予

右側余白：**輸血**

9 麻酔 (第2章 特掲診療料　第11部 麻酔)

A 《学科問題／麻酔》

問1　　○

L000 迷もう麻酔にかかる通知（1）より。

問2　　○

「通則」にかかる通知（2）より。

問3　　○

「通則4」より。

問4　　○

L008 マスク又は気管内挿管による閉鎖循環式全身麻酔「注4」「注5」より。

問5　　○

L008 にかかる通知「注7」「麻酔が困難な患者」のウより。

問6　　×

L009 麻酔管理料（Ⅰ）「注1」より。

問7　　×

L100 神経ブロックにかかる通知（7）より。

問8　　×

L006 球後麻酔及び顔面・頭頸部の伝達麻酔にかかる通知より。主たるもののみで算定します。

問9　　×

L010 麻酔管理料（Ⅱ）にかかる通知（6）より，「通則2」（未熟児・新生児・乳児・幼児加算）の加算は算定不可。

問10　　×

L008-2 体温維持療法にかかる通知（1）より，直腸温 36℃以下で 24 時間以上維持した場合に算定できる。

B 《実技計算問題／麻酔》

問11　　7,200 点

L008 マスク又は気管内挿管による閉鎖循環式全身麻酔「5」（その他）「ロ」は，2 時間以内の場合 6,000点で，2 時間を超えた場合は 30 分またはその端数を増すごとに 600 点を加算します。6,000 点（2 時間）+ 600 点（30 分）+ 600 点（10 分）= 7,200 点。

問12　　6,400 点

マスク又は気管内挿管による閉鎖循環式全身麻酔と硬膜外麻酔を併施した場合は，L008 閉鎖循環式全身麻酔の所定点数に，「注4」硬膜外麻酔併施加算を算定できるので，この場合は，6,000 点 + 400 点（腰部）= 6,400 点となります。

問13　　1,530 点

850 点 + 850 点 × 80／100 = 1,530 点

（L004）（「通則3」休日加算）

問14　　144 点

120 点 + 120 × 20／100 = 144 点

（L001-2 の「1」）（「通則2」幼児加算）

問15　　800 点

L100「2」腰部硬膜外ブロックより。

問16

⑤ 手麻				⑤ 肩甲上神経ブロック（10 日）	170 × 1
術酔	薬剤	1 回	170	カルボカインアンプル注 0.5% 10mL 1A	10 × 1
			10		

L100「6」肩甲上神経ブロックより。手術と同様，算定日を記載します。

問17

⑤ 手麻				⑤ トリガーポイント注射	
術酔	薬剤	3 回	210	（4 日，12 日，28 日）	70 × 3
			57	ネオビタカイン注 2mL 1A	19 × 3

L104 トリガーポイント注射より。1 日につき 1 回算定できる。

問 18

		5回	34,327	⑤	子宮筋腫摘出（核出）術（腹式）（16 日） 24,510 × 1
	薬剤		3,886		閉鎖循環式全身麻酔「5」「ロ」（2 時間 15 分） 腰部硬膜外麻酔併施加算（2 時間 15 分）（16 日） 　　　　　　　　　　　　　　　　　7,200 × 1
⑤ 手麻 術酔					酸素加算（液化酸素 CE） 　　（0.19 × 300L × 1.3）÷ 10　　　　7 × 1 亜酸化窒素〔マルワ〕 940g セボフレン吸入麻酔液 90mL　　　　546 × 1 保存血液輸血　800mL 血液交叉試験加算 2 回　　　　　　1,560 × 1 人全血液-LR「日赤」400mL に由来　2 袋 3,340 × 1 麻管 Ⅰ　　　　　　　　　　　　　1,050 × 1

手術の手技料は，K872 子宮筋腫摘出（核出）術「1」より 24,510 点を算定します。

麻酔の手技料は，L008「5」「ロ」で算定します。

L008「5」「ロ」6,000 点 +「注 2」「ホ」600 点 +「注 4」「ロ」400 点 +「注 5」200 点 = 7,200 点。

輸血料は，K920「2」で算定します。

K920「2」「イ」450 点 + K920「2」「ロ」（350 点 × 3）= 1,500 点。

輸血に伴う加算である血液交叉試験加算は，「注 8」（30 点／袋 × 2）= 60 点。1,500 点 + 60 点 = 1,560 点。

　人全血液の輸血は，輸血管理料の算定対象外の血液であるため〔K920-2 にかかる通知（2）より〕，届出があっても輸血管理料の算定はできないので注意しましょう。

C 《実技レセプト作成問題／麻酔》

問 19

					（　　床）

傷病名	(1) 腰部椎間板ヘルニア (2) 腰椎変性辷り症 (3)	診療開始日	(1) 令和6 年　10 月　21 日 (2) 令和6 年　10 月　21 日 (3) 　 年　　　月　　　日	転帰	治ゆ・死亡・中止	診療実日数	保険	1 日
							公費①	日
							公費②	日

⑪ 初　　診	時間外・休日・深夜	1 回	291 点	公費分点数
⑫ 再診	再　　　診	×	回	
	外来管理加算	×	回	
	時　間　外	×	回	
	休　　　日	×	回	
	深　　　夜	×	回	
⑬ 医学管理				
⑳ 投薬	㉑内服〔薬剤	28 単位	56	
	㉑内服〔調剤	11 × 1 回	11	
	㉒屯服 薬剤	単位		
	㉓外用〔薬剤	単位		
	㉓外用〔調剤	× 回		
	㉕処　　方	42 × 1 回	42	
	㉖麻　　毒	1 回	2	
	㉗調　　基		14	

㉑	ロキソプロフェン錠 60mg「EMEC」3T　　　3 × 14 エチゾラム錠 0.5mg「日医工」2T　　　　　1 × 14
⑤	腰部硬膜外ブロック（21 日）　　　　　800 × 1 カルボカインアンプル注 0.5% 10mL　1A　10 × 1

⑤ 手麻 術酔		1 回	800
	薬　　剤		10
⑥ 検病 査理		回	
	薬　　剤		

療養の給付	保険	請求	1,226	点	※決定	点	一部負担金額 円
					減額　割（円）免除・支払猶予		

麻酔

⑩検査・病理診断 （第2章 特掲診療料 第3部 検査／第13部 病理診断）

Ⓐ 《学科問題／検査・病理診断》

問1 ＿＿○＿＿

第1款検体検査実施料「通則1」にかかる通知「時間外緊急院内検査加算」(1)，(6) より。

問2 ＿＿×＿＿

D026 検体検査判断料「注2」より。尿一般検査だけでは判断料を算定できません。

問3 ＿＿○＿＿

D005 血液形態・機能検査にかかる通知『「5」の末梢血液一般検査』と，D026 検体検査判断料「注1」より。

問4 ＿＿○＿＿

第1款検体検査実施料「通則3」にかかる通知「外来迅速検体検査加算」(1)，(4) より。

問5 ＿＿×＿＿

第1款検体検査実施料「通則3」にかかる平18. 3. 28 事務連絡（点24 p.455）より，すべての結果報告が必要。

問6 ＿＿○＿＿

D002 尿沈渣（鏡検法）「注1」より，D017 とは併算定できません。

問7 ＿＿×＿＿

D284 人格検査「注」と，通知より。主たる D284「3」450 点のみを算定します。

問8 ＿＿×＿＿

D414 内視鏡下生検法，N000 病理組織標本作製にかかる通知 (1) より。

問9 ＿＿×＿＿

D310 小腸内視鏡検査にかかる通知 (2)「ア」より。5年以上の経験が必要です。

問10 ＿＿×＿＿

D419「3」の「注1」とその他の検体採取にかかる通知 (4) より。

問11 ＿＿×＿＿

N006 病理診断料「注1」，「注2」より。診療所でも要件を満たせば算定できます。

問12 ＿＿×＿＿

検査の「通則5」にかかる通知「検査料の一般的事項」(11) より，「定量」は分析物の量を測定するものです。分析物の有無を判定するのは「定性」です。

問13 ＿＿○＿＿

D018 細菌培養同定検査にかかる通知『「3」の穿刺液と「5」のその他の部位からの検体』より。

Ⓑ 《実技計算問題／検査・病理診断》

問14 __212 点__（26 点＋21 点＋40 点＋125 点）

D000 尿一般検査	26 点
D005「5」末梢血液一般検査	21 点
D400 B－V	40 点
D026「3」判血	125 点

問15 __1,760 点__（21 点＋1,430 点＋40 点＋269 点）

D005「5」末梢血液一般検査	21 点
D015「13」特異的 IgE 半定量・定量	
（14 種類）	1,430 点
D400 B－V	40 点
D026「3」「6」判血，判免	269 点

Point

> D015「13」は 110×14＝1,540 点ですが，1回に採取した血液を用いて検査を行った場合，1,430 点を限度として算定します。

問16 __107 点__（26 点＋27 点＋20 点＋34 点）

D000 尿一般検査	26 点
D002 尿沈渣（鏡検法）	27 点
検体検査実施料の「通則3」外来迅速検体検査加算	
2 項目（10 点×2）	20 点
D026「1」判尿	34 点

問17 __583 点__（21 点＋93 点＋16 点＋40 点＋413 点）

D005「5」末梢血液一般検査	21 点
D007 生Ⅰ「注」イ（5～7 項目）	93 点
D015「1」CRP	16 点
D400 B－V	40 点
D026「3」「4」「6」判血，判生Ⅰ，判免	413 点

問18 __181 点__（112 点＋69 点）

D255 精密眼底検査（両眼）	112 点
D261 屈折検査「2」	69 点

Point

> 精密眼底検査は片側 56 点となっているので 56 点×2＝112 点。

問19 __421 点__（21 点＋200 点＋75 点＋125 点）

D005「5」末梢血液一般検査	21 点
検体検査実施料の「通則1」緊検	200 点
D400 B－V（乳幼児）（35 点加算）	75 点
D026「3」判血	125 点

問20 __247 点__（130 点＋117 点）

D208 ECG12	130 点
D208 ECG12 減（130 点×90／100）	117 点

問21 __320 点__（40 点＋150 点＋130 点）

D418「1」子宮頸管粘液採取	40 点
N004 細胞診「1」	150 点
N007 判病判	130 点

検病
査理

問22

⑥				⑥		
検病 査理	薬剤	6回	841	U－検		26 × 1
				B－末梢血液一般，像（鏡検法），HbA1c		95 × 1
				B－グルコース		11 × 1
				B－V		40 × 1
				骨塩定量検査（DEXA 法による腰椎撮影） （初回）		360 × 1
				判血，判生Ⅰ，検管Ⅰ		309 × 1

D000 U－検	26 点	
D005「5」「6」「9」末梢血液一般，像（鏡検法），HbA1c	95 点	
D007「1」グルコース	11 点	
D400 B－V	40 点	
D217 骨塩定量検査（DEXA 法による腰椎撮影）（初回）	360 点	
D026「3」「4」「注4」判血，判生Ⅰ，検管Ⅰ	309 点	

Point 算定回数が複数月に1回のみとされている検査は，摘要欄に前回の実施年月日（初回の場合は初回）を記載します。

問23

⑥				⑥		
検病 査理	薬剤	6回	1,069	B－総蛋白，AST，ALT，ALP，LD，γ－GT， CK，クレアチニン，T-cho，HDL-cho， TG，Na，Cl，Ca		103 × 1
				B－FSH，エストラジオール，Ⅰ型コラーゲン 架橋 N－テロペプチド，FT₃，FT₄		410 × 1
				B－TSH		98 × 1
				B－V		40 × 1
				ECG（12）		130 × 1
				判生Ⅰ，判生Ⅱ		288 × 1

D007「注」ハ（10 項目以上）	103 点	D400 B－V	40 点
D008「注」イ（3 項目以上5 項目以下）	410 点	D208 ECG（12）	130 点
D008「6」TSH	98 点	D026「4」「5」判生Ⅰ，判生Ⅱ	288 点

問24

⑥				⑥	
検病 査理	薬剤	1回	218	皮内反応検査（8 箇所）	218 × 1

D291 皮内反応検査1 箇所16 点×8 箇所＝128 点

Point 生体検査料の「通則1」より，2 歳なので，128 ＋ 128 × 70／100 ＝ 217.6 点 ⇒ 218 点

問25

⑥				⑥	
検病 査理	薬剤	3回	836	U－検	26 × 1
				超音波（断層撮影法）胸腹部イ	530 × 1
				人格検査「2」バウムテスト	280 × 1

D000 U－検　26 点
D215「2」「ロ」（1）超音波断層撮影法（胸腹部）　530 点
検査を行った領域を記載します。腎臓はイ　腎・泌尿器領域です。記載要領のア～カのどれかまたは領域名を記載します。
ア　消化器領域
イ　腎・泌尿器領域
ウ　女性生殖器領域
エ　血管領域（大動脈・大静脈等）
オ　腹腔内・胸腔内の貯留物等
カ　その他
　バウムテスト＝D284 人格検査「2」操作が複雑なもの　280 点

問 26

(　　 床)

傷病名		診療開始日						転帰	治ゆ	死亡	中止	診療実日数	保険	1 日
(1)	卵巣癌術後（主）	(1)	令和 5 年	5 月	8 日								公費①	日
(2)	糖尿病の疑い	(2)	令和 6 年	8 月	29 日								公費②	日
(3)	脂質異常症の疑い	(3)	令和 6 年	8 月	29 日									

⑪ 初　診	時間外・休日・深夜	× 　回	点	公費分点数
	再　診	76 × 1回	76	
⑫	外来管理加算	52 × 1回	52	
再診	時　間　外	× 　回		
	休　　日	× 　回		
	深　　夜	× 　回		
⑬ 医学管理			625	
⑭ 在宅	往　診	回		
	夜　間	回		
	深夜・緊急	回		
	在宅患者訪問診療	回		
	その他			
	薬　剤			
⑥⓪ 検査病理		5 回	653	
	薬　剤			

⑫	明	
⑬	特	225 × 1
	悪 （CEA，CA19-9，CA125）	400 × 1
⑥⓪	U−検	26 × 1
	B−末梢血液一般，像（鏡検法），HbA1c	95 × 1
	B−総蛋白，AST，ALT，BUN，クレアチニン，	
	Na，Cl，K，T-cho，TG，HDL-cho，	
	γ-GT，UA，CK，アルブミン，グルコース	103 × 1
	B−CRP	16 × 1
	判血，判生Ⅰ，判免	413 × 1

Point
悪を算定しているのでB−Vは算定不可です。悪性腫瘍特異物質治療管理料の通知（2）より。

療養の給付	保険	請求 1,406	点	※決定	点	一部負担金額　円
						減額　割（円）免除・支払猶予

問 27

(　　 床)

傷病名		診療開始日						転帰	治ゆ	死亡	中止	診療実日数	保険	1 日
(1)	インフルエンザ	(1)	令和 6 年	4 月	26 日						(2)		公費①	日
(2)	溶連菌感染症の疑い	(2)	令和 6 年	4 月	26 日								公費②	日
(3)	急性気管支炎	(3)	令和 6 年	4 月	26 日									

⑪ 初　診	時間外・休日・深夜	1 回	291 点	公費分点数
	再　診	× 　回		
⑫	外来管理加算	× 　回		
再診	時　間　外	× 　回		
	休　　日	× 　回		
	深　　夜	× 　回		
⑬ 医学管理			4	
⑭ 在宅	往　診	回		
	夜　間	回		
	深夜・緊急	回		
⑳ 投薬	㉑内服 薬剤	5 単位	20	
	㉑内服 調剤	11 × 1回	11	
	㉒屯服 薬剤	単位		
	㉓外用 薬剤	1 単位	436	
	㉓外用 調剤	8 × 1回	8	
	㉕処　方	42 × 1回	42	
	㉖麻　毒	回		
	㉗調　基		14	
⑥⓪ 病理検査検		4 回	462	
	薬　剤			

⑬	薬情	4 × 1
㉑	アセトアミノフェン 200mg 錠　6T	4 × 5
㉓	イナビル吸入粉末剤 20mg 2 キット	436 × 1
⑥⓪	インフルエンザウイルス抗原定性	132 × 1
	A 群 β 溶連菌迅速試験定性	121 × 1
	鼻腔・咽頭拭い液採取	25 × 1
	判免，検管 1	184 × 1

Point
D012「22」インフルエンザウイルス抗原定性「19」A群β溶連菌迅速試験定性。綿棒で鼻腔や咽頭をぬぐって検体を採取し，検査した場合，採取料を算定できます。

療養の給付	保険	請求 1,288	点	※決定	点	一部負担金額　円
						減額　割（円）免除・支払猶予

検病査理

11 画像診断 (第2章 特掲診療料 第4部 画像診断)

◆ A ◆ 《学科問題／画像診断》

問1 ___○___
　エックス線診断料「通則」にかかる通知「再撮影に要する費用」より。

問2 ___○___
　E001 写真診断にかかる通知（3）より。

問3 ___○___
　E000 透視診断にかかる通知（2）より。

問4 ___×___
　画像診断「通則3」にかかる通知「時間外緊急院内画像診断加算」（3）より。「1日につき」です。

問5 ___×___
　E001 写真診断にかかる通知（2）より。E001「1」「イ」により算定する。

問6 ___×___
　E001 写真診断, E002 撮影「注2」より。E001 写

真診断には乳幼児加算はありません。

問7 ___×___
　E200 コンピューター断層撮影（CT撮影）「注1」, 平18.3.28事務連絡（点24 p.568）より。E200「1」「ニ」の「イ, ロ又はハ以外の場合」を算定します。

問8 ___○___
　「通則」にかかる通知「画像診断管理加算」（1）より。

問9 ___×___
　E001 写真診断にかかる通知（2）より。

問10 ___×___
　第1節 エックス線診断料「通則」にかかる通知「『同一の部位』とは」より, 胸椎下部と腰椎上部は同一の部位の範囲です。

◆ B ◆ 《実技計算問題／画像診断》

問11 __157点__（85点＋60点＋12点）
E001「1」「イ」写真診断料　　85点
E002「1」「イ」撮影料　　60点
E400 フィルム料　大角1枚・115円→12点

問12 __388点__（213点＋150点＋25点）
E001「1」「イ」写真診断料
　85点＋85点×0.5×3＝212.5点→213点。
E002「1」「イ」撮影料
　60点＋60点×0.5×3＝150点。
E400 フィルム料
　四ツ切4枚（62円×4）＝248円→25点。

問13 __167点__（65点＋90点＋12点）
E001「1」「ロ」写真診断料
　43点＋43点×0.5＝64.5点→65点。
E002「1」「イ」撮影料
　60点＋60点×0.5＝90点。
E400 フィルム料　四ツ切2枚
　62円×2枚＝124円→12点。

問14 __274点__（128点＋135点＋11点）
E001「1」「イ」写真診断料
　85点＋85点×0.5＝127.5点→128点。
E002「1」「イ」撮影料
　（60＋60×0.5）×1.5（乳幼児加算）＝135点。
E400 フィルム料
　六ツ切2枚〔48円×2枚×1.1（乳幼児加算）〕
　＝105.6円→11点。

問15 __219点__（85点＋122点＋12点）
E001「1」「イ」写真診断料　85点
E002「1」「ロ」撮影料
　68×1.8（新生児加算）＝122.4→122点。
E400 画像記録用フィルム料
　六ツ切1枚（115円）→12点（胸部単純, 腹部単純撮影ではないので, フィルム料への1.1倍加算はありません）。

問16 __335点__（108点＋170点＋57点）
E001「1」「ロ」写真診断料
　43点＋（43点×0.5）×3＝107.5点→108点
E002「1」「ロ」撮影料
　68点＋（68点×0.5）×3＝170点
電子画像管理加算　57点

> **Point**
> 健側を患側の対照として撮影する場合の撮影料と診断料は, 同一部位の同時撮影と同じ扱いです。フィルムはフィルムレスなので算定しませんが, 撮影回数は合わせて4回として算定します。

問17 __268点__（128点＋102点＋38点）
__緊画 110点__
E001「1」「イ」写真診断料
　85点＋85点×0.5＝127.5点→128点
E002「1」「ロ」撮影料
　68点＋68点×0.5＝102点
E400 画像記録用フィルム料
　大角2枚（188円×2）＝376円→38点
時間外緊急院内画像診断加算　110点

⑦ 画診 像断		2回	1,100	⑦	胸部 CT「1」「ニ」 画像記録用半切 × 4 コンピュータ断層診断	650 × 1 450 × 1
	薬剤					

E200 胸部 CT「1」「ニ」560 点 + 画像記録用フィルム半切 4 枚（226 円 × 4 = 904 円→ 90 点）90 点 = 650 点

Point マルチスライスの届け出医療機関ではないので，E200「1」「ニ」で算定します。

問 19

⑦ 画診 像断		1回	562	⑦	乳房 X−P 電画	562 × 1
	薬剤					

E001「4」306 点 + E002「4」「ロ」202 点 = 508 点

「通則 4」「ニ」電画　54 点。

Point 乳房撮影は「一連」として算定するので，片側ずつ行っても両側撮影（一連につき）1 回として算定します。電子画像管理加算を算定したので，フィルム料は算定できません。

問 20

⑦ 画診 像断		3回	1,970	⑦	MRI 撮影「2」（頸椎） 電画 コンピューター断層診断 コ画1	1,450 × 1 450 × 1 70 × 1
	薬剤					

E202「2」1,330 点 +「通則 3」電子画像管理加算 120 点 = 1,450 点

E203 コンピューター断層診断　450 点

放射線医による報告がありますので，届出より，画像診断の「通則 4」の コ画1 70 点を算定します。

問 21

⑦ 画診 像断		3回	440	⑦	右耳 X−P 画像記録用六ツ切　1 枚 左耳 X−P 画像記録用六ツ切　1 枚 緊画（23 日 19：30）	165 × 1 165 × 1 110 × 1
	薬剤					

両耳疾患なので，左右それぞれ以下を算定します。

E001「1」「イ」　85 点 ┐
E002「1」「ロ」　68 点 ├ 165 点
E400　115 円　→12 点 ┘

Point 疾患が片側のみで，比較のために健側も撮影した場合は，同一部位の複数枚撮影と同じ方法で計算します。デジタル撮影であることの記載は，必須ではありません。
エックス線診断料の通則にかかる通知『「同一の部位」とは』と，「対称部位の撮影」より。

画像

C 《実技レセプト作成問題／画像診断》

問22

| 傷病名 | (1) 肩関節周囲炎（主）
(2) 有痛性筋痙攣
(3) 頸部神経根痛
(4) 口内炎 | 診療開始日 | (1) 令和 6 年 11 月 11 日
(2) 令和 6 年 11 月 11 日
(3) 令和 6 年 11 月 11 日
(4) 令和 6 年 11 月 25 日 | 転帰 | 治ゆ 死亡 中止 | 診療実日数 | 保険 2 日
公費① 日
公費② 日 |

(床)

⑪	初　診	時間外・休日・深夜	1回	291 点	公費分点数
⑫再診	再　　診	75 ×	1回	75	
	外来管理加算	×	回		
	時　間　外	×	回		
	休　　日	×	回		
	深　　夜	×	回		
⑬	医学管理			8	
⑭在宅	往　　診		回		
	夜　　間		回		
	深夜・緊急		回		
	在宅患者訪問診療		回		
	その他				
	薬　　剤				
⑳投薬	㉑内服 薬剤		56 単位	196	
	㉑内服 調剤	11 ×	2回	22	
	㉒屯服 薬剤		単位		
	㉓外用 薬剤		2 単位	84	
	㉓外用 調剤	8 ×	1回	8	
	㉕処　方	42 ×	2回	84	
	㉖麻　毒		回		
	㉗調　基				
㉚注射	㉛皮下筋肉内		回		
	㉜静　脈　内		回		
	㉝その他		回		
㊵処置			回		
	薬　　剤				
㊿手術麻酔			2回	340	
	薬　　剤			20	
⑳検査病理			回		
	薬　　剤				
⑺画像診断			1回	287	
	薬　　剤				
㊻その他	処　方　箋		回		
	薬　　剤				

⑬	薬情	4 × 2
㉑	ガバペン錠200mg　1T	3 × 28
	モービック錠10mg　1T	
	レバミピド錠100mg「トーワ」 100mg　1T	4 × 28
㉓	アフタッチ口腔用貼付剤25μg　6錠	16 × 1
	モーラステープ20mg（7cm × 10cm）	
	35 枚（1日1枚）	68 × 1
㊿	肩甲上神経ブロック（11日, 25日）	170 × 2
	カルボカインアンプル注1% 10mL　1A	10 × 2
⑺	頸部 X-P　デジタル撮影2回, 電画	287 × 1

療養の給付	保険	請求 1,415 点	※決定 点	一部負担金額 円 減額 割（円）免除・支払猶予

問 23

(床)

傷病名		
(1)	狭心症の疑い	
(2)	不整脈	
(3)	甲状腺機能亢進症の疑い	

診療開始日		
(1)	令和 6 年 7 月 17 日	
(2)	令和 6 年 7 月 17 日	
(3)	令和 6 年 7 月 17 日	

転帰　治ゆ・死亡・中止

診療実日数	保険	1 日
	公費①	日
	公費②	日

⑪	初　診	時間外・休日・深夜	1 回	291 点	公費分点数
⑫ 再診	再　診	×	回		
	外来管理加算	×	回		
	時 間 外	×	回		
	休　日	×	回		
	深　夜	×	回		
⑬	医学管理				
⑭ 在宅	往　診		回		
	夜　間		回		
	深夜・緊急		回		
	在宅患者訪問診療		回		
	その他				
	薬　剤				
⑳ 投薬	㉑内服 { 薬剤		単位		
	㉑内服 { 調剤	×	回		
	㉒屯服 薬剤		単位		
	㉓外用 { 薬剤		単位		
	㉓外用 { 調剤	×	回		
	㉕処　方	×	回		
	㉖麻　毒		回		
	㉗調　基				
㉚ 注射	㉛皮下筋肉内		回		
	㉜静脈内		回		
	㉝その他		回		
㊵ 処置			回		
	薬　剤				
㊿ 手術麻酔			回		
	薬　剤				
⑥⓪ 検査病理		10 回	2,620		
	薬　剤				
⑦⓪ 画像診断		3 回	2,845		
	薬　剤		382		
� ⑧⓪ その他	処方箋		回		
	薬　剤				

療養の給付	保険	請求	点	※決定	点	一部負担金額　円
		6,138				減額　割(円)　免除・支払猶予

⑥⓪ B-末梢血液一般, 像 (鏡検法)　46 × 1
B-CK, 総 BIL, LD, AST, ALT, γ-GT, BUN, UA, クレアチニン, グルコース, T-cho, TG, HDL-cho, Na, Cl, K　103 × 1
B-TSH　98 × 1
B-FT₃, FT₄, NT-proBNP　410 × 1
B-CRP　16 × 1
B-V　40 × 1
外迅検　50 × 1
判血, 判生Ⅰ, 判生Ⅱ, 判免, 検管Ⅰ　597 × 1
ECG フカ 12　380 × 1
UCG (経胸壁心エコー)　880 × 1

⑦⓪ CT 撮影 (64 列以上のマルチスライス型) (冠動脈)
冠動脈 CT 撮影加算 (該当する医学的根拠「エ」)
造影剤使用加算
電画　2,220 × 1
インデラル錠 10mg　1T
イオパミロン注 370 シリンジ 75.52% 80mL　1筒　382 × 1
コンピュータ断層診断　450 × 1
コ画2　175 × 1

Point

E200「1」「イ」CT (64 列以上) (2) その他 1,000 点＋「注 4」600 点＋「注 3」500 点＋電画 120 点 ＝ 2,220 点
画像診断管理加算 2 の届出医療機関で放射線医による報告がカルテに記載されているため, コ画2 を算定します。(画像診断「通則」5)

画像

12 その他 (第2章 特掲診療料 第12部 放射線治療／第7部リハビリテーション／第8部精神科専門療法／第14部その他)

A 《学科問題／放射線治療・リハビリテーション・精神科専門療法・その他》

問1 ＿＿＿×＿＿＿

M001-2 ガンマナイフによる定位放射線治療にかかる通知（2）より。「一連」の治療につき1回算定します。

問2 ＿＿＿×＿＿＿

M004 密封小線源治療にかかる通知（3）ウより。旧型は算定できません。

問3 ＿＿＿○＿＿＿

M005 血液照射にかかる通知（1）より。

問4 ＿＿＿×＿＿＿

M005 血液照射にかかる通知（2）より。照射した量ではなく，輸血した量で算定します。

問5 ＿＿＿×＿＿＿

M001 体外照射にかかる通知（2）より。

問6 ＿＿＿×＿＿＿

A001 再診料「注8」，通知「外来管理加算」アより。

問7 ＿＿＿○＿＿＿

「通則」にかかる通知「リハビリテーションの一般的事項」「5」より。

問8 ＿＿＿○＿＿＿

「通則」にかかる通知「リハビリテーションの一般的事項」「8」より。

問9 ＿＿＿○＿＿＿

告示「特掲診療料の施設基準等」の「別表第9の

8」（点24 p.1472）より。

問10 ＿＿＿×＿＿＿

H005 視能訓練にかかる通知（1）より。

問11 ＿＿＿×＿＿＿

I002 通院・在宅精神療法「1」「ロ」と，通知（2），（5）より。60分以上の実施が必要。

問12 ＿＿＿○＿＿＿

I004 心身医学療法「注1」「注2」と，通知（1），（4）より。

問13 ＿＿＿○＿＿＿

I007 精神科作業療法にかかる通知（1）より。

問14 ＿＿＿○＿＿＿

I003-2「認知療法・認知行動療法」「注2」「注3」と，通知（2）より。

問15 ＿＿＿○＿＿＿

I002 通院・在宅精神療法にかかる通知（14）より。

問16 ＿＿＿○＿＿＿

H001 脳血管疾患等リハビリテーション料にかかる通知（2）「ク」および告示「特掲診療料の施設基準等」の「別表第9の5」脳血管疾患等リハビリテーション料の対象患者 点24 p.1472）より。

問17 ＿＿＿×＿＿＿

I006-2 依存症集団療法にかかる通知（1）イより，90分以上実施した場合に算定します。

B 《実技計算問題／放射線治療・リハビリテーション・精神科専門療法・その他》

問18

⑧⑩ その他	処方箋	回		⑧⑩	放内 (令和6年9月12日管理開始)	1,390 × 1
			1,390			
	薬剤					

M000-2 放射性同位元素内用療法管理料「注1」より。管理の開始月日を記載する〔M000-2にかかる通知（3）より〕。

問19

⑧⑩ その他	処方箋	回		⑧⑩	運動器リハビリテーション料（Ⅰ）ハ	185 × 1
			185		実施日数：1日	
	薬剤				疾患名：脊椎損傷による四肢麻痺	
					手術日：令和6年3月14日	

H002 運動器リハビリテーション料（Ⅰ）ハ．医師による場合を算定します。

⑧その他	処方箋	回		⑧	脳血管疾患等リハビリテーション料（Ⅰ）ロ
			630		早リ加，初期 1 単位　　　　　　　　315 × 2
					実施日数：1 日
	薬剤				疾患名：脳梗塞
					発症日：令和 6 年 3 月 25 日
					手術日：令和 6 年 3 月 25 日

H001 脳血管疾患等リハビリテーション料「1」ロ．作業療法士による場合 245 点

「注 2」早期リハビリテーション加算 25 点

「注 3」初期加算 45 点

Point

2 単位 1 回として，630 × 1 でも OK です。
その場合，2 単位と記載しましょう。

⑧その他	処方箋	回		⑧	心身医学療法（初診）40 分　　　　　　110 × 1
			190		心身医学療法　　　　　　　　　　　　　80 × 1
	薬剤				

外来で，3 日の初診では，診療時間が 30 分を超えていることから，以下のように算定します。

3 日：I004 心身医学療法「2」「イ」と「注 2」より 110 点

15 日：I004 心身医学療法「2」「ロ」80 点

ワンポイント・アドバイス 📖

精神的な病について

　日常生活において，様々な要因によるイライラ，不安，不眠，抑うつ等から精神的な病にかかってしまう場合があります．軽度～重度まで状態は様々ですが，精神疾患はいつ誰がかかっても不思議ではない病気であることを知っておきましょう．

C 《実技レセプト作成問題／放射線治療・リハビリテーション・精神科専門療法・その他》

問22

			(床)
傷病名	(1) うつ病（主） (2) 過敏性腸症候群 (3) 不眠症	診療開始日 (1) 令和 6 年 8 月 22 日 (2) 令和 6 年 8 月 22 日 (3) 令和 6 年 8 月 22 日 転帰 治ゆ 死亡 中止	診療実日数 保険 2 日 公費① 日 公費② 日

⑪ 初　診	時間外・休日・深夜	1 回	291 点	公費分点数
⑫再診	再　　診	81 × 1 回	81	
	外来管理加算	× 回		
	時　間　外	× 回		
	休　　日	× 回		
	深　　夜	× 回		
⑬ 医学管理			4	

⑳投薬	㉑内服 薬剤		14 単位	98
	㉑内服 調剤	11 × 2 回		22
	㉒屯服 薬剤		20 単位	280
	㉓外用 薬剤		単位	
	㉓外用 調剤	× 回		
	㉕処　方	42 × 2 回		84
	㉖麻　毒		回	
	㉗調　基			14

⑥検査病理		1 回	280
	薬　剤		
⑦画像診断		回	
	薬　剤		
⑧その他	処方箋	回	
			915
	薬　剤		

療養の給付	保険	請求 2,069 点	※決定 点	一部負担金額 円
				減額 割（円）免除・支払猶予

⑫	明 時外
⑬	薬情　　　　　　　　　　　　　　　　4 × 1
㉑	レメロン錠15mg　1T　　　　　　　　7 × 14
㉒	イリボー錠5μg　2T　　　　　　　　14 × 20
⑥	人格検査「2」　　　　　　　　　　280 × 1
⑧	通院・在宅精神療法「1」ロ（1）（初診時60分超）600 × 1 通院・在宅精神療法「1」ハ（2）① （20分以上30分未満）　　　　　　315 × 1

> **Point**
> 通院・在宅精神療法は摘要欄に診療に要した時間を
> 10分単位で記載します。〔I002にかかる通知（8）
> より〕

問23

			(床)
傷病名	(1) 脳梗塞（主） (2) 脳梗塞後遺症 (3) 痔核	診療開始日 (1) 令和 6 年 6 月 5 日 (2) 令和 6 年 6 月 5 日 (3) 令和 6 年 6 月 26 日 転帰 治ゆ 死亡 中止	診療実日数 保険 4 日 公費① 日 公費② 日

⑪ 初　診	時間外・休日・深夜	1 回	291 点	公費分点数
⑫再診	再　　診	79 × 3 回	237	
	外来管理加算	× 回		
	時　間　外	× 回		
	休　　日	× 回		
	深　　夜	× 回		
⑬ 医学管理				

⑥検査病理		4 回	273
	薬　剤		
⑦画像診断		回	
	薬　剤		
⑧その他	処方箋	1 回	60
			1,960
	薬　剤		

療養の給付	保険	請求 2,821 点	※決定 点	一部負担
				減額 割（円）先

⑫	時外3 ，明
⑥	U-検，沈（鏡検法）　　　　　　　53 × 1 B-末梢血液一般　　　　　　　　21 × 1 B-V　　　　　　　　　　　　　40 × 1 判尿 判血　　　　　　　　　　　159 × 1
⑧	脳血管疾患等リハビリテーション料（1）イ 　1日2単位 　実施日数：4日 　疾患名：脳梗塞 　発症日：令和6年4月23日　　　245 × 8 処方箋料3　　　　　　　　　　　60 × 1

> **Point**
> 脳血管疾患等リハビリテーション料，運動器リハビ
> リテーション料は摘要欄に疾患名，発症年月日・手
> 術年月日・急性増悪した年月日または最初に診断さ
> れた年月日，実施日数などを記載します。
> 脳梗塞発症日から180日以内なので，脳血管疾患等
> リハビリテーション料（Ⅰ）を算定できます。
> 2単位の合計490 × 4 と記載してもよいです。

その他

13 入院料 <small>（第1章 基本診療料　第2部 入院料等）</small>

A 《学科問題／入院料》

問1　　　○

「通則」にかかる通知「入院期間の確認について」
(1) アより。

問2　　　○

「通則」にかかる通知「1日入院」より。

問3　　　×

「通則」にかかる通知「外泊期間中の入院料等」(1)
より。入院基本料の15%または30%が算定できます。

問4　　　×

A207-2 医師事務作業補助体制加算にかかる通知
(2) より。

問5　　　○

「通則」にかかる通知「救急患者として受け入れた
患者が，処置室，手術室等において死亡した場合」よ
り。

問6　　　×

A108「注8」より，50対1，75対1，100対1に限
る。

問7　　　○

A205-3 妊産婦緊急搬送入院加算「注」と，通知
(1) ウより。

問8　　　×

A231-4 摂食障害入院医療管理加算にかかる通知
(1) (2) より。著しい体重減少が認められ，BMI が
15未満の患者に限られます。

問9　　　○

A245 データ提出加算「注1」と通知 (2) より。

問10　　　○

A400 短期滞在手術等基本料にかかる通知 (12) よ
り。

問11　　　○

A205 救急医療管理加算にかかる通知 (3) より。

B 《実技計算問題／入院料》

問12　入院料：<u>6,793 点</u>

食事療養費：<u>6,700 円</u>

入院年月日			6年　9月　2日	
（病） 診	⑨⑩入院基本料・加算			点
地一般3	1,882 ×	1 日間		1,882
録管3	1,637 ×	3 日間		4,911
補1	×	日間		
看配	×	日間		
デ提1	×	日間		
⑫特定入院料・その他				

⑨⑩	地一般3(14日以内)，録管3，看配，補1， デ提1，1級地	1,882 × 1
	地一般3(14日以内)，看配，補1，1級地	1,637 × 3

Point

「食事・生活」欄の「基準」の項には，Ⅰを忘れず記
入しましょう（詳細は記載要領で確認してください）。

	※高額療養費		円	※公費負担点数	点	
⑨⑦ 食事・生活	基準Ⅰ	670 円×	10 回	※公費負担点数	点	
	特別	円×	回	基準（生）		円× 回
	食堂	円×	日	特別（生）		円× 回
	環境	円×	日	減・免・猶・Ⅰ・Ⅱ・3月超		

療養の給付	保険	請求	点	※決定	点	負担金額	円	食事・生活療法	保険	回	請求	円	※決定	円	（標準負担額）	円
										10	6,700				4,900	
						減額 割(円)免除・支払猶予										

入院料

2日（初日）<u>1,003 点</u> + <u>450 点</u> + <u>30 点</u> + <u>25 点</u> + <u>141 点</u> + <u>215 点</u> + <u>18 点</u> = 1,882 点
　　　　　（地一般3）　（14日以内）　（録管3）　（看配）　（補1）　（デ提1）　（1級地）

3〜5日：1,003 点 + 450 点 + 25 点 + 141 点 + 18 点 = 1,637 点
　　　　1,637 点 × 3 日 = 4,911 点

> 入院初日に算定する「録管3」「デ提1」
> を除いた点数を合計します。

食事療養費

基準（Ⅰ）(1) 670 円 × 10 食 = 6,700 円

標準負担額は，1 食につき 490 円。10 食なので，490 円 × 10 食 = 4,900 円。

問13 入院料：<u>23,178 点</u>

食事療養費：<u>24,618 円</u>

	入院年月日				6 年　6 月　6 日		⑨	急一般6(14日以内)，安全2，録管3，感向2，		
	㉝ 診		⑨入院基本料・加算	点				環境，デ提1，2級地	2,344 × 1	
	急一般6			2,344 × 1 日間	2,344			急一般6(14日以内)，環境，2級地	1,894 × 11	
	安全2			1,894 × 11 日間	20,834					
⑨入院	録管3			× 日間						
	感向2			× 日間						
	環境		㉜特定入院料・その他							
	デ提1									

	※高額療養費		円	※公費負担点数	点	
㉟食事・生活	基準Ⅰ	670 円×	33 回	※公費負担点数	点	
	特別	76 円×	33 日	基準(生)	円× 回	
	食堂	円×	回	特別(生)	円× 回	
	環境	円×	日	減・免・猶・Ⅰ・Ⅱ・3月超		

療養の給付	保険	請求　　　　　点	※決定　　　　点	負担金額　　　円	食事・生活療法	保険	33 回	請求 24,618 円	※決定 円	(標準負担額) 16,170 円
			減額 割(円)免除・支払猶予							

入院料

6 日（初日）：<u>1,854 点（1,404 点 + 450 点）</u> + <u>30 点</u> + <u>30 点</u> + <u>175 点</u> + <u>25 点</u> + <u>215 点</u> + <u>15 点</u> ＝ 2,344 点
　　　　　　（急一般6）（14日以内）　　（安全2）　　（録管3）　　（感向2）　　（環境）　　（デ提1）　（2級地）

7 日〜17 日：1,854 点 + 25 点 + 15 点 = 1,894 点
　　　　　　1,894 点× 11 日 = 20,834 点。

Point

データ提出加算1の届出がありますので，入院初日に算定します。

食事療養費 肝臓食

基準（Ⅰ）（1）：670 円× 33 食 = 22,110 円 ┐
特別食：76 円× 33 食 = 2,508 円 ───┴ 22,110 + 2,508 = 24,618 円。
標準負担額：490 円× 33 食 = 16,170 円。

問14 入院料：<u>6,650 点</u>

食事療養費：<u>4,824 円</u>

	入院年月日				6 年　5 月　23 日		⑨	診1(14日以内)，有医2，有夜看2，幼，3級地	1,330 × 5
	病 ㊐		⑨入院基本料・加算	点					
				1,330 × 5 日間	6,650				
⑨入院	診1			× 日間					
				× 日間					
				× 日間					
			㉜特定入院料・その他						

	※高額療養費		円	※公費負担点数	点	
㉟食事・生活	基準Ⅱ	536 円×	9 回	※公費負担点数	点	
	特別	円×	回	基準(生)	円× 回	
	食堂	円×	回	特別(生)	円× 回	
	環境	円×	日	減・免・猶・Ⅰ・Ⅱ・3月超		

療養の給付	保険	請求　　　　　点	※決定　　　　点	負担金額　　　円	食事・生活療法	保険	9 回	請求 4,824 円	※決定 円	(標準負担額) 4,410 円
			減額 割(円)免除・支払猶予							

入院料

<u>932 点</u> + <u>90 点</u> + <u>55 点</u> + <u>239 点</u> + <u>14 点</u> ＝ 1,330 点
（診1）　（有医2）（有夜看2）　（幼）　（3級地）

1,330 点× 5 日 ＝ 6,650 点

食事療養費

基準（Ⅱ）（1）　536 円× 9 食 = 4,824 円
標準負担額：490 円× 9 食 = 4,410 円。

入院

問 15　入院料：<u>14,806 点</u>

食事療養費：<u>7,570 円</u>

		入院年月日		6 年　4 月 25 日					⑨	急一般 1（14 日以内），録管 1，医 1 の 30，環境，安全 1， 感向 1，デ提 2，1 級地　　　　　　　　3,901 × 1							
	病	診		⑨入院基本料・加算	点												
⑨入院	急一般 1			3,901 ×　　1 日間　3,901 2,181 ×　　5 日間 10,905 ×　　　日間 ×　　　日間 ×　　　日間						急一般 1（14 日以内），環境，1 級地　　2,181 × 5							
	録管 1																
	医 1 の 30																
	環境			⑨特定入院料・その他						※高額療養費		円	※公費負担点数	点			
	安全 1								⑨食事・生活	基準 I　670 円×　11 回			※公費負担点数	点			
	感向 1									特別　　円×			基準（生）		円×		回
	デ提 2									食堂　50 円×　4 日			特別（生）		円×		回
										環境　　円×		日	減・免・猶・I・II・3 月超				
療養の給付	保険	請求	点	※決定	点	負担金額	円	食事・生活療法	保険	11 回	請求 7,570	円	※決定	円	（標準負担額）5,390	円	
						減額　割(円)免除・支払猶予											

入院料

25 日（初日）：<u>2,138 点（1,688 + 450）</u> + <u>140 点</u> + <u>630 点</u> + <u>25 点</u> + <u>85 点</u> + <u>710 点</u> + <u>155 点</u> + <u>18 点</u>
　　　　　　　　　　　　　　　　　（録管1）　（医1の30）　（環境）　（安全1）　（感向1）　（デ提2）　（1級地）

　= 3,901 × 1

26 日～30 日：2,138 点 + 25 点 + 18 点 = 2,181 点（1 日につき）

2,181 点 × 5 = 10,905 点。

食事療養費

基準（I）（1）　670 円× 11 食 = 7,370 円　　食堂加算（1 日につき）50 円× 4 日 = 200 円

7,370 円 + 200 円 = 7,570 円

標準負担額：490 円× 11 食 = 5,390 円。

Point

入院日数の数え方に困ったら!!
　入院初日が 25 日，当月最終日 30 日の場合
　　　30 − 25 + <u>1</u> = 6 日です。
　必ず当日分を 1 日足しましょう。

入院

C 《実技レセプト作成問題／入院料》

問 16

診療報酬明細書

（医科入院）　令和 6 年 11 月分

都道府県番号	医療機関コード		1 医科	①社・国 3 後期 2 公費	① 単独 2 2 併 3 3 併	① 本入 3 六入 5 家入	7 高入一 9 高入7

公費負担者番号 ①

公費負担医療の受給者番号 ①

公費負担者番号 ②

公費負担医療の受給者番号②

保険者番号　3 1 1 3 1 1 9 6　給付割合 10 9 8 7 ( )

被保険者証・被保険者手帳等の記号・番号　3068・92（枝番）00

区分	精神　結核　療養	特記事項

氏名　太田　洋介

①男 2女　1明 2大 ③昭 4平 5令　44. 12. 16 生

職務上の事由　1職務上　2下船後3月以内　3通勤災害

保険医療機関の所在地及び名称

傷病名	(1) 大腸ポリープ	診療開始日	(1) 令和 6 年 10 月 24 日	転帰	治ゆ 死亡 中止	診療実日数	保険 2 日
	(2)		(2) 年 月 日			公費①	日
	(3)		(3) 年 月 日			公費②	日

⑪ 初　診	時間外・休日・深夜	回	点	公費分点数
⑬ 医学管理				
⑭ 在　宅				

⑳ 投薬
- ㉑ 内　服　単位
- ㉒ 屯　服　単位
- ㉓ 外　用　単位
- ㉔ 調　剤　日
- ㉖ 麻　毒　日
- ㉗ 調　基

㉚ 注射
- ㉛ 皮下筋肉内　回
- ㉜ 静　脈　内　回
- ㉝ そ　の　他　3 回　304

⑳ 処置　薬　剤　回

⑩ 手術麻酔　薬　剤　2 回　5,002 / 113

⑩ 検査病理　薬　剤　8 回　1,570

⑩ 画像診断　薬　剤　回

⑩ その他　薬　剤

入院年月日　6 年 11 月 14 日

病	診	⑨入院基本料・加算	点
診 1		1,388 × 1 日間	1,388
後使 1		1,226 × 1 日間	1,226
感向 3		× 日間	
		× 日間	
		× 日間	

⑨入院

⑨特定入院料・その他

⑳ 点滴注射　　　　　　　　　　　102 × 1
ソルマルト輸液 500mL　2袋
アドナ注（静脈用）50mg 0.5%　10mL　2A
トランサミン注10%　10mL　2A
レプチラーゼ注1単位　1mL　2A
ヘパリン Na ロック用 10 単位／mL シリンジ
　「オーツカ」5mL　50 単位　1筒　　139 × 1

ソルマルト輸液 500mL　1袋
アドナ注（静脈用）50mg 0.5%　10mL　1A
トランサミン注10%　10mL　1A
レプチラーゼ注1単位　1mL　1A　　　63 × 1

⑳ 内視鏡的大腸ポリープ・粘膜切除術
（長径 2cm 未満）（14 日）　　　　5,000 × 1
キシロカインゼリー2%　20mL
ラクテック注500mL　1袋
マグコロール散68%分包100g　1包　113 × 1
酸素加算
大型酸素ボンベ　（0.42 円× 40L × 1.3）÷ 10 = 2 点　2 × 1

⑳ F－ヘモグロビン定性　　　　　　　37 × 1
B－末梢血液一般，像（鏡検法）　　46 × 1
B－CRP　　　　　　　　　　　　　16 × 1
B－HCV 抗体定性・定量
　HBs 抗原定性・半定量　　　　　131 × 1
B－STS（定性）
梅毒トレポネーマ抗体定性　　　　　47 × 1
判尿, 判血, 判免　　　　　　　　303 × 1
T－M（組織切片）（1 臓器）ク 直腸　860 × 1
判病判　　　　　　　　　　　　　130 × 1

⑳ 診 1（14 日以内），有医 2，有看 1，有夜看 1，
有補 1，感向 3，後使 1，3 級地　　1,388 × 1

診 1（14 日以内），有医 2，有看 1，有夜看 1，
有補 1，3 級地　　　　　　　　　1,226 × 1

※高額療養費		円	※公費負担点数	点

⑨食事・生活	基準I	670 円×	3 回	※公費負担点数　点
	特別	円×	回	基準（生）円× 回
	食堂	円×	日	特別（生）円× 回
	環境	円×	日	減・免・猶・I・II・3月超

療養の給付	保険	請求　9,603 点	※決定　点	負担金額　円	食事・生活療養	保険	3 回	請求　2,010 円	※決定　円	（標準負担額）円 1,470
				減額 割（円）免除・支払猶予						

診療報酬明細書

（医科入院）　令和 6 年 6 月分

都道府県番号　医療機関コード

1 医科	①社・国 2公費 3 後期
	① 単独 ① 本入 7 高入一
	2 2併 3 六入
	3 3併 5 家入 9 高入7

保険者番号　1 4 0 1 3 7　給付割合 10 9 8 ⑦（ ）

被保険者証・被保険者手帳等の記号・番号　303・11530（枝番）00

公費負担者番号 ①		公費負担医療の受給者番号①	
公費負担者番号 ②		公費負担医療の受給者番号②	

区分	精神　結核　療養	特記事項	保険医療機関の所在地及び名称

氏名　福田　亮介
①男 2女　1明 2大 ③昭 4平 5令　32. 6. 22 生

職務上の事由　1 職務上　2 下船後 3 月以内　3 通勤災害

傷病名
(1) 胃潰瘍（主）
(2) 胃ポリープ（主）
(3) ポリペクトミー後胃潰瘍
(4) 狭心症

診療開始日		転帰	治ゆ 死亡 中止	診療実日数
(1)	令和 6 年 6 月 6 日			保険 5 日
(2)	令和 6 年 6 月 6 日			公費① 日
(3)	令和 6 年 6 月 6 日			公費② 日
(4)	令和 6 年 6 月 6 日			

⑪ 初診	時間外・休日・深夜	回	点	公費分点数
⑬ 医学管理				
⑭ 在宅				
⑳ 投薬	㉑ 内服	4 単位	18	
	㉒ 屯服	単位		
	㉓ 外用	単位		
	㉔ 調剤	2 日	14	
	㉖ 麻毒	日		
	㉗ 調基		42	
㉚ 注射	㉛ 皮下筋肉内	回		
	㉜ 静脈内	回		
	㉝ その他	9 回	908	
㊵ 処置		回		
	薬剤			
㊿ 手術麻酔		1 回	5,200	
	薬剤		141	
㌻ 検査病理		12 回	2,590	
	薬剤		6	
㋾ 画像診断		回		
	薬剤			
㋠ その他				
	薬剤			

㉑	タケプロン OD 錠 30　30mg　1T	4 × 2
	マーズレンS配合顆粒　2g	
	セルベックスカプセル 50mg　3C	5 × 2
㉝	点滴注射	102 × 4
	ポタコール R 輸液 500mL　1 袋	
	ソルマルト輸液 500mL　2 袋	
	生理食塩液「ヒカリ」500mL　1 瓶	
	アリナミン F25 注　25mg　10mL　1A	
	ペチジン塩酸塩注射液 3.5% 1mL　1A	
	ピリドキサール注 10mg「イセイ」　1A	165 × 1
	ポタコール R 輸液 500mL　1 袋	
	ソルマルト輸液 500mL　2 袋	
	生理食塩液「ヒカリ」500mL　1 瓶	
	アリナミン F25 注　25mg　10mL　1A	
	ピリドキサール注 10mg「イセイ」　1A	
	ヘパリン Na ロック用 10 単位／mL シリンジ「オーツカ」5mL　50 単位　1 筒	144 × 1
	ポタコール R 輸液 500mL　1 袋	
	ソルマルト輸液 500mL　1 袋	
	ヘパリン Na ロック用 10 単位／mL シリンジ「オーツカ」5mL　50 単位　1 筒	75 × 2

入院年月日　6 年 6 月 17 日

㊺病 診	⑨⓪入院基本料・加算	点
急一般6	2,284 × 1 日間	2,284
録管2	1,869 × 4 日間	7,476
安全2	× 日間	
患サポ	× 日間	
デ提1	× 日間	
㊾ 入院	⑨②特定入院料・その他	

Point
手術当日の点滴手技料は算定できません。

	※高額療養費	円	※公費負担点数	点
㊾ 食事・生活	基準I 670 円× 10 回	※公費負担点数	点
	特別 76 円× 10 回	基準（生）	円× 回
	食堂 円× 日	特別（生）	円× 回
	環境 円× 日	減・免・猶・I・Ⅱ・3 月超	

療養の給付	保険	請求 18,679 点	※決定 点	負担金額 円 減額 割（円）免除・支払猶予
食事・生活療養	保険	10 回	請求 7,460 円	※決定 円 （標準負担額）4,900 円

	点滴注射 ポタコールR輸液500mL　1袋 ヘパリンNaロック用10単位／mLシリンジ 「オーツカ」5mL　50単位　1筒	41 × 1
(50)	内視鏡的胃，十二指腸ポリープ・粘膜切除術(5)(17日)	5,200 × 1
	キシロカインビスカス2%　10mL ガスコンドロップ内用液2%　2mL 生理食塩液「ヒカリ」20mL　1A トロンビン液モチダ　ソフトボトル1万 10,000単位　10mL　1キット	141 × 1
(60)	U-検，沈（鏡検法）	53 × 1
	B-末梢血液一般	21 × 1
	B-グルコース	11 × 1
	B-CRP	16 × 2
	B-末梢血液一般，像（鏡検法）	46 × 1
	B-総蛋白，総BIL，ALB，AST，ALT，LD， LAP，γ-GT，ALP，総コレステロール，ChE， 尿素窒素，クレアチニン，アミラーゼ， Na，Cl，K，グルコース	103 × 1
	判尿，判免	178 × 1
	判血 判生Ⅰ 検管Ⅰ は外来にて請求済み	
	EF-胃・十二指腸 減	1,026 × 1
	内視鏡検査用フィルム　1本（1300円）	130 × 1
	キシロカインビスカス2%　10mL ガスコンドロップ内用液2%　2mL	6 × 1
	T-M（組織切片）(1臓器）ウ 胃及び十二指腸	860 × 1
	判病判	130 × 1
(90)	急一般6(14日以内)，録管2，安全2， 患サポ，デ提1，2級地	2,284 × 1
	急一般6(14日以内)，2級地	1,869 × 4

Point

18日に血糖の検査を行っているため，21日の血液化学検査では，初回加算を算定していません。

また，EF-胃十二指腸検査は，当月6日の外来にて施行しているため，当月2回目となり，減になります

入院

【著者略歴】

内 芝 修 子

東京三洋電機株式会社エレクトロニクス事業部マイコン応用センター退社後，レセプト専用コンピューター（医科・調剤）販売会社入社。インストラクターに転身。2009 年から医療事務講師となり，e－ラーニングにも関わる。現在，専門学校非常勤講師や医科診療報酬の検定問題作問委員，レセプト点検などに携わる

【協力】

富 山 洋 子

診療情報管理士。1993 年より医療事務に従事し，現在は，フリーランスで医療事務関連の業務にたずさわる。

診療報酬・完全マスタードリル
2024-25 年版

＊定価は裏表紙に表示してあります

2012 年 5 月 25 日　第 1 版第 1 刷発行 ©
2024 年 5 月 22 日　第 13 版第 1 刷発行

著　者　　　内芝　修子
発行者　　　小野　章
発行所　　　医学通信社

〒 101-0051　東京都千代田区神田神保町 2-6　十歩ビル
TEL 03-3512-0251 （代表）
FAX 03-3512-0250 （注文）
03-3512-0254 （書籍の記述についてのお問い合わせ）

https://www.igakutushin.co.jp/
※弊社発行書籍の内容に関する追加情報・訂正等を掲載しています。

装丁デザイン：冨澤　崇
印刷・製本：株式会社　シナノ印刷

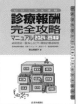
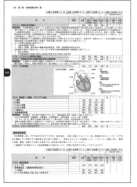
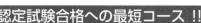

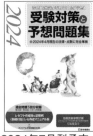

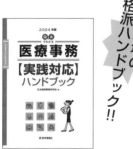
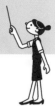
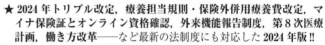

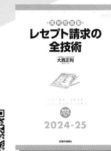

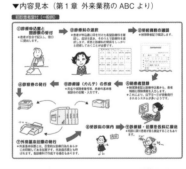